Frankenstein

DRG kodieren Schritt für Schritt

Leitfaden für Einsteiger

DRG kodieren Schritt für Schritt

Leitfaden für Einsteiger

von

PD Dr. med. Lutz Frankenstein

2. Auflage

medhochzwei

Anschrift des Autors:
PD Dr. med. Lutz Frankenstein
Universitätsklinikum Heidelberg
Medizinische Klinik III
Abteilung Kardiologie, Angiologie, Pulmologie
Im Neuenheimer Feld 410
69120 Heidelberg
E-Mail: Lutz_Frankenstein@med.uni-heidelberg.de

Bibliografische Information der Deutschen Bibliothek

Die Deutsche Nationalbibliothek verzeichnet diese Publikation in der Deutschen Nationalbibliografie, detaillierte bibliografische Daten sind im Internet über http://dnb.d-nb.de abrufbar.

Bei der Herstellung des Werkes haben wir uns zukunftsbewusst für umweltverträgliche und wiederverwertbare Materialien entschieden.

Der Inhalt ist auf elementar chlorfreiem Papier gedruckt.

ISBN 978-3-86216-213-0

www.medhochzwei-verlag.de

Satz: Reemers Publishing Services GmbH, Krefeld
Umschlaggestaltung: Wachter Kommunikationsdesign, St. Martin
Titelbild: Florian Augustin/Shutterstock.com
Druck: M. P. Media-Print Informationstechnologie GmbH, Paderborn

Inhaltsverzeichnis

Beispielverzeichnis

Vorwort

Jedes Buch hat viele „Mit-Autoren" – so auch dieses – und bei allen möchte ich mich bedanken!

Der Beitrag meiner Familie ist sicherlich der bedeutendste. In den Kapiteln beider Auflagen stecken Abende bei einem Glas Wein, stecken Nachmittage auf dem Spielplatz und stecken Lieder und Geschichten. Sie alle sind diesem Buch gewichen. Darüber hinaus war meine Frau auch gleich mein erstes „Opfer". Gänzlich ohne Vorkenntnisse zu DRGs hat sie mich so manchen Absatz und sogar ganze Kapitel umschreiben lassen. Dafür stehe ich in ihrer Schuld!

Ein weiterer, wichtiger Beitrag kommt von Jannis Radeleff. Jeder macht irgendwann seine ersten Schritte. Meine waren unter seiner Obhut und damit steckt quasi wie selbstverständlich in diesem Buch auch ein Teil von ihm. Auch dafür bin ich ihm dankbar.

Natürlich bedanke ich mich bei meinem Team, das durch seine alltäglichen Rückfragen mit einen Anstoß zu diesem Buch gegeben hat. So waren dann auch Frau A. Pfeifer, Frau D. Yilmaz, Frau J. Steinmüller und Frau M. Winter als wesentlicher Teil dieses Teams auch für die zweite Auflage meine „internen Fachlektoren". Es wird für sie schwierig genug gewesen sein, dieses Buch Korrektur zu lesen, da sie es durch unsere Schulungsmaßnahmen gewissermaßen schon kannten, als es noch nicht geschrieben war.

Lutz Frankenstein

1 Einleitung

1.1 Wofür dieses Buch?

Es gibt verschiedene Gründe, warum man plötzlich kodieren muss: Irgendein Vorgesetzter steht unvermittelt vor einem Assistenten und überbringt ihm die Botschaft mit den hilfreichen Worten „mach mal!". Andere sehen sich bei Umsetzungs- oder Umschulungsmaßnahmen plötzlich mit der Aufgabe „Kodierassistent" konfrontiert. Wieder andere interessieren sich aus eigenem Antrieb für das Thema.

Alle jedoch eint eins – die Frage: „Und, wie mach ich's jetzt?". Weder das Wollen noch das Müssen macht den Betroffenen zum Experten, auch wenn das gern anders gesehen wird. Grundsätzlich wäre die Antwort einfach: Es gibt die Deutschen Kodierrichtlinien (DKR), die jeweiligen ICD-/OPS-Verzeichnisse und die Definitionshandbücher. Wer diese Bücher aber „unbeleckt" das erste Mal in die Hand nimmt, wird sie mit hoher Wahrscheinlichkeit auch genauso schnell wieder weglegen.

Deswegen gibt es dieses Buch. Es soll eine Hilfe sein, sich in dem Wust aus Diagnosen, Kodes und DRGs zu orientieren. Es soll auch dabei helfen, die Grundlagen der praktischen Kodiertätigkeit etwas besser zu verstehen. Vor allem aber soll es eins sein: eine erste Anleitung, die vor einem befindliche Krankenakte sinnvoll in Kodes umzuwandeln und daraus eine weitestgehend richtige DRG zu machen.

1.2 Das Ende des DRG-Systems ist nahe oder – Wofür dieses Buch Teil 2

Doch brauchen wir dieses Buch wirklich? Schließlich werden doch DRGs demnächst abgeschafft!?

Es heißt, dass wir unser DRG-System von den Australiern importiert haben. Es heißt aber auch, dass DRGs in Australien demnächst abgeschafft würden und wir – gewissermaßen mit deutscher Sturheit – um jeden Preis an etwas festhielten, das von seinem Schöpfer bereits wieder aufgegeben wird. Da es aber, so die Australier, offensichtlich sei, dass das System keine echte Alltagstauglichkeit habe, würde dies auch demnächst bei uns begriffen werden und die DRGs wieder abgeschafft.

Die logische Konsequenz wäre, dass es sich gar nicht lohnen würde, sich tiefer mit dem DRG-System auseinanderzusetzen. Wozu also dieses Buch? Mit einer gewissen Vogel-Strauß-Mentalität bräuchten wir nur die Durststrecke abzuwarten und der ganze „Spuk" wäre vorbei.

Doch glauben Sie keinen Gerüchten, die Sie nicht selbst in die Welt gesetzt haben! Es ist richtig, wir haben unser DRG-System von den Australiern. Die allerdings sind mitnichten die Erfinder. Das waren die Amerikaner in den 70er-Jahren – allerdings nicht zum Zwecke der Abrechnung mit den Krankenkassen. Auch setzen die Australier die DRGs keineswegs für alle stationären Abrechnungsmodalitäten im Gesundheitswesen ein.

Allerdings ist es sicherlich ins Reich der Märchen zu verweisen, dass die Australier die DRGs jetzt wieder abschaffen wollen. Um hier nicht einfach Wort gegen Wort stehen zu lassen, lassen wir sie doch einfach selbst zu Wort kommen. So kann man auf der Homepage http://www.health.gov.au/internet/main/publishing.nsf/Content/Casemix-1 nachlesen, welche DRG-Versionen wann in Australien eingesetzt wurden und noch werden. Das DRG-System wird in allen Ländern, die es eingeführt haben, nicht nur weiter bestehen – nein, wir sind auch gerade dabei, unser deutsches System zu exportieren, z. B. nach China, Zypern und die Schweiz!

Nun, da ich Ihnen gewissermaßen alle Hoffnungen auf ein schnelles Ende genommen habe, möchte ich Ihnen dennoch Mut machen. So kompliziert ist das DRG-System auch wieder nicht, Sie müssen nur einmal die Grundregeln des Spiels verstanden haben. Eben genau dafür gibt es dieses Buch. Wie gesagt: Es soll eine Hilfe sein, sich in dem Wust aus Diagnosen, Kodes und DRGs zu orientieren. Es soll auch dabei helfen, die Grundlagen der praktischen Kodiertätigkeit etwas besser zu verstehen. Vor allem aber soll es eins sein: eine erste Anleitung, die vor einem befindliche Krankenakte sinnvoll in Kodes umzuwandeln und daraus eine weitestgehend richtige DRG zu machen.

1.3 Wer kodiert eigentlich?

Es ist nirgends so genau geregelt, wer denn nun die praktische Kodiertätigkeit ausführt. Es stimmt jedenfalls nicht, dass dies grundsätzlich Arztaufgabe sei. Die Deutschen Kodierrichtlinien sagen dazu nur:

> *„Die Verantwortung für die Dokumentation von Diagnosen und Prozeduren, insbesondere der Hauptdiagnose, liegt beim behandelnden Arzt, unabhängig davon ob er selbst oder eine von ihm beauftragte Person die Verschlüsselung vornimmt."*[1]

Sicherlich ist es sinnvoll, dass derjenige, der eine Leistung erbringt, diese auch kodiert. Schließlich weiß er am besten, was mit welchem Aufwand und welchem Erfolg gemacht wurde. Das würde dann das gesamte Personal eines Krankenhauses betreffen, nicht nur die Ärzte! Ob und in welchem Maße man sich hier Kodierfachkräften oder Case-Managern bedient, muss jedes Haus für sich entscheiden – finanziell sinnvoll ist es allemal.

1.4 Was man vorher lesen sollte

Daraus ergibt sich auch, was dieses Buch nicht ist. Es ist keine Einweisung in das DRG-Wesen als solches. Hier bitte ich den interessierten Leser, sich die entsprechenden Bücher zu besorgen. Aus eigener Erfahrung empfehlenswert ist zum Beispiel: „DRG-Basiswissen für Ärzte und Kodierer. Eine praktische Anleitung" von Thomas Müller, erschienen im medhochzwei Verlag. Es vermittelt einen kurzen, prägnanten Überblick über die formale Basis des DRG-Systems. Ansonsten hält der Handel einige wenige Bücher parat, die allesamt „Praxis", „Basis" oder verwandte Begriffe im Titel führen.

1 DKR, S. VI.

1.5 Was man danach lesen könnte

Des Weiteren ist dieses Buch auch kein vollständiges Lehrbuch. Es erhebt gar nicht den Anspruch, die jeweiligen Themen umfassend oder erschöpfend zu behandeln. Ganz im Gegenteil, es wird bewusst Wert darauf gelegt, ganz unten an der Basis der Kodiertätigkeit anzusetzen und hier eine solide Grundlage für später zu schaffen. Komplexe Spezialfälle werden bewusst nicht angesprochen – dies wäre für den Anfänger aus eigenem Erleben überfordernd. Wer sich erst einmal damit abplagen muss, was denn eine Haupt- von einer Nebendiagnose unterscheidet, der wird sich kaum dafür interessieren, in welcher Konstellation welche der Teilaspekte der HIV-Erkrankung kodierrelevant werden.

Es wird empfohlen, nach dem Lesen dieses Buches erst einmal die praktische Umsetzung zu trainieren. Bei einem guten Verhältnis mit unmittelbarer Rückmeldung von/aus dem Medizincontrolling geht das sicher sofort – nämlich am praktischen Fall. Allen anderen (wohl der Masse) seien ansonsten dafür die „Übungsaufgaben zur DRG-Kodierung" von Christoph Spaeth, erschienen im medhochzwei Verlag, empfohlen. Wenn man dann sicherer ist, gibt es erneut im Handel eine große Zahl geeigneter Bücher. Diese reichen von kommentierten Ausgaben der Kodierrichtlinien bis zu Anleitungen zur strategischen Ausrichtung von Abteilungen im Wettbewerb des DRG.

2 Die Grundlagen

2.1 Hilfsmittel – wo finde ich was?

2.1.1 DKR

DKR steht für „Deutsche Kodierrichtlinien". Diese werden jährlich angepasst und neu veröffentlicht. Die Veröffentlichung erfolgt über das InEK – Institut für das Entgeltsystem im Krankenhaus – auf dessen Homepage (www.g-drg.de) unter der Subrubrik „Kodierrichtlinien" des jeweiligen Jahres. Natürlich kann man sich die DKR auch gebunden kaufen, der Inhalt ist jedoch identisch, solange es sich nicht um eine z. B. von MDK-Mitarbeitern kommentierte Ausgabe handelt.

Die DKR regeln für viele (aber leider bei Weitem nicht für alle) Kodierfragen das korrekte Vorgehen. Sie gliedern sich in einen allgemeinen Teil – jeweils zu Diagnosen und Prozeduren – und einen speziellen Teil zu fachspezifischen Fragen. Der spezielle Teil ist nach Organsystemen aufgebaut.

2.1.2 ICD-10

ICD steht für „international classification of diseases". Es ist die Auflistung aller kodierbaren Diagnosen mit einer Zuweisung zum jeweiligen Kode. Dieser Kode wiederum wird innerhalb des DRG-Systems zur Verschlüsselung der einzelnen Diagnosen der Krankenakte genommen. Derzeit bewegen wir uns in Version 10 (deswegen „-10"), an Version 11 wird gearbeitet.

Letztlich besteht ein Teil der Kunst also darin, den korrekten Kode aus der gigantisch großen Liste herauszufinden. Aber dazu später mehr.

Wichtig für später ist nur, dass der ICD-Katalog in zwei Versionen verfügbar ist: der systematischen (= aufsteigende Reihenfolge der Kodes) und der alphabetischen (= aufsteigende Reihenfolge der Krankheiten/Krankheitsnamen).

Der ICD-Katalog wird nicht durch das InEK, sondern durch das DIMDI, das Deutsche Institut für medizinische Dokumentation und Information, herausgegeben. Auch der ICD-Katalog wird jährlich neu angepasst und auf der Homepage (www.dimdi.de) unter der Subrubrik Klassifikationen => Downloadcenter zur Verfügung gestellt. Dort findet man dann auch die „Muttersion" der WHO, denn die deutsche ICD ist keine Eigenerfindung, sondern eine Anpassung existenter Kataloge. Wie schon die DKR, so ist auch der Download der ICDs kostenlos.

2.1.3 OPS

OPS steht für „Operationen- und Prozedurenschlüssel, internationale Klassifikation der Prozeduren in der Medizin". Auch der OPS-Katalog wird durch das DIMDI veröffentlicht und zwar in derselben Subrubrik wie die ICD-Kataloge. Auch dieser Download ist kostenlos und auch die OPS-Kataloge gibt es in zwei Versionen: der systematischen (= aufsteigende Reihenfolge der Kodes) und der alphabetischen (= aufsteigende Reihenfolge der Bezeichnungen für die Operation/Prozedur).

2.1.4 DRG-Katalog/Definitionshandbuch

DRG bedeutet „diagnosis related group“. Der DRG-Katalog oder auch Fallpauschalenkatalog listet alle vorhandenen DRGs mit ihren Verweildauerangaben und den Zu- und Abschlägen auf. Die meisten Leute meinen mit „sag mir mal die DRG ...“ den Gruppen-Kode, welcher das Ergebnis ist, wenn der Grouper die Diagnosen und Prozeduren zusammenfasst (z. B. F73Z), und der einem anzeigt, wie lange der Patient liegen darf/muss und was er „einbringt“.

Das was diese DRGs ausmacht, also die dazugehörigen „Definitionen“, ist in den fünf Definitionshandbüchern beschrieben. Diese Handbücher listen zuerst auf, was alles in einer DRG vorkommen kann (welche Erkrankungen und Prozeduren gehören in einer DRG zusammen), und danach das Umgekehrte (welche Erkrankung/Prozedur führt zu welcher DRG). Weil diese Kombinationsmöglichkeiten sehr vielfältig sind, sind die Handbücher auch so umfangreich.

Der Download ist für beides – DRG-/Fallpauschalenkatalog und Definitionshandbücher – über die Homepage des InEK (www.g-drg.de) unter der Subrubrik des jeweiligen Jahres erneut kostenlos verfügbar.

2.1.5 AOP-Katalog

AOP steht für „ambulante operative Prozedur“. Einige Leistungen kann ein Krankenhaus sowohl ambulant als auch stationär erbringen, einige Leistungen sind grundsätzlich ambulant zu erbringen. Hintergründe und Verfahren sind nicht Gegenstand dieses Buches. Es ist aber wichtig, diese Prozeduren zu kennen, um schon beim Kodieren darauf zu achten, ob die jeweiligen Abrechnungen überhaupt sinnvoll sind bzw. ob im Abweichungsfall die Begründung für die Abweichung stichhaltig ist. Hier wird jeweils gern durch die Kassen geprüft.

Für den AOP-Katalog führen viele Wege nach Rom. Beispielhaft für den Download seien die Links über den Spitzenverband der GKV (www.gkv-spitzenverband.de), über die Deutsche Krankenhausgesellschaft (www.dkgev.de) oder aber über die AOK (www.aok-gesundheitspartner.de) genannt.

2.2 Grundlegende Fragen zum Thema „richtig kodieren“

2.2.1 Für wen kodieren wir?

Wir kodieren auf jeden Fall für uns selbst! Über die Kodierung erstellen wir gewissermaßen einen Leistungsbericht; man könnte auch sagen: Wir schreiben die Rechnung. Was wir nicht erfassen, gibt es auch nicht (für das System). Bei der Masse an Patienten und Fällen hat einfach niemand die Möglichkeit, im Nachgang, per Erinnerung oder vom Hörensagen noch einzelne Erkrankungen oder Prozeduren für uns abzurechnen.

Je präziser wir daher unsere Patienten abbilden, desto angemessener wird unser Erlös sein. Allerdings gibt es im DRG-System keine Einzelfallgerechtigkeit. Die DRG ist der Durchschnitt aller gleichartigen Erkrankungen. Damit ist auch der resultierende Erlös der Mittelwert für eben diese Fälle. Der einzelne Fall wird somit quasi immer „teurer“ oder „billiger“ sein als dieser Mittelwert – erst über alle Fälle betrachtet ist der Erlös „angemessen“. Die Frage ist trotzdem oder vielleicht gerade deshalb, wie viel Aufwand nötig und wie viel gerechtfertigt ist.

2.2.2 Die Kasse als Feind?

Die Kasse ist nicht unser Feind! Ich empfehle dringend, sich von solchen Tendenzen frei zu machen. In unserem System wollen die einen Geld (wir) und die anderen müssen es bezahlen (die Kasse). Der Interessensgegensatz ist also klar. Natürlich haben beide Seiten schlechte Erfahrungen gemacht. Mit einiger Wahrscheinlichkeit ist nicht jede Abrechnung korrekt und ebenso ist auch nicht jede Fallprüfung durch die Kasse durch Wahrheitsfindung für den Patienten motiviert.

Dennoch erleichtert ein gutes Verhältnis zum MDK (Medizinischer Dienst der Krankenkassen) oder auch zu den Kassen selbst beiden Seiten ungeheuer das Leben. Viel lässt sich „auf dem kleinen Dienstweg" erledigen, manche Absprachen sind für beide Seiten gewinnbringender und zeitsparender als ein (Rechts-)Streit, und es gibt auch Fälle, in denen die Kasse zugunsten des Krankenhauses aktiv die Rechnung erneut aufwirft.

2.2.3 Strategisches Kodieren oder Gewinnmaximierung?

Eine weitere Tendenz, von der ich nur abraten kann, ist das Streben nach Gewinnmaximierung. Gemeint ist dabei nicht Gewinnoptimierung durch Einsatz verschiedener Kontrollinstrumente und Erfassung aller relevanten Fakten.

Verschiedentlich kommt es vor, dass eine andere Hauptdiagnose oder das Hinzufügen einer bestimmten Nebendiagnose zu einer anderen – genauer: zu einer besser bewerteten DRG führt. Diese Art der Gewinnmaximierung geht sicherlich eine Zeit lang gut. Sobald – und das ist letztlich eine Frage der Zeit – dies jedoch auffällt, ist nicht nur das gute Verhältnis zu den Vertragspartnern (s. o.) zerstört, sondern man riskiert neben rechtlichen Konsequenzen auch eine besonders intensive Prüfung zukünftiger Fälle in hohem Ausmaß. Der daraus resultierende personelle Aufwand wird meist nicht über die zuvor erwirtschafteten Gewinne gedeckt.

Strategisches Kodieren verfolgt im Gegensatz dazu andere Ansätze. Gemeint ist die Summe aller Strategien (frühzeitiger Einsatz von Dokumentationstools und -assistenten, weitreichende Verknüpfung der Krankenhausdaten, Einrichtung stationärer Behandlungspfade entlang den Erfordernissen und Verweildaten der wesentlichen DRGs etc.), die dazu dienen, bei geringem Einsatz von Ressourcen – menschlich, materiell und zeitlich – möglichst optimale Einnahmen zu generieren. Dies ist nicht nur legitim, sondern in gewissem Sinne sogar eines der Ziele der Einführung des DRG-Systems gewesen.

2.2.4 Vollständige Erfassung oder minimaler Aufwand?

Wie ausgiebig man kodiert, ist schon fast eine philosophische Frage. Letztlich wird dies jede Abteilung für sich entscheiden müssen. Hier einige kurze Gedanken dazu:

Vollständige Erfassung hat den Vorteil, dass sich die Frage, ob etwas vergessen wurde, nicht stellt. Umgruppierung und Vergleich verschiedener Jahre auf Basis wechselnder Kataloge ist eher möglich (man beachte jedoch, dass sich mit den jährlichen Aktualisierungen von ICD und OPS auch Kodes verschieben). Auch stehen die Daten für strategische Entscheidungen (... haben wir überhaupt genug Patienten mit XX um Gerät/Maßnahme YY anzuschaffen?), wissenschaftliche Auswertungen und nachträgliches Suchen zur Verfügung.

Der Nachteil ist klar: der maximale Zeitaufwand. Man muss bedenken, dass das Hinzufügen einer beliebigen Menge nicht gruppierungsrelevanter Kodes keinerlei Auswirkungen auf die abzurechnende DRG hat.

Minimale Erfassung, also die Beschränkung auf klar gruppierungsrelevante Prozeduren und schweregrad-relevante Nebendiagnosen, hat den Vorteil, mit minimalem Zeitaufwand die gleiche DRG abzurechnen wie mit der maximalen Version. Das Risiko liegt darin, dass sich die Aufstellung der relevanten Diagnosen und Prozeduren mit dem neuen Katalog ändern kann und damit ein hoher Lernaufwand entsteht, bis man wieder die „minimalen" Kodes definiert hat. Zudem ist das DRG-System lernend – wenn wir aber keine Patientencharakteristik mitliefern, wird auch keine Modifikation der Abrechnungsmodalitäten (Bewertungsrelation und Split) einzelner DRGs erfolgen.

2.2.5 Wo finde ich Hilfe – wen kann ich fragen?

Am Ende dieses Buches ist eine Sammlung von Internet-Links sowohl für verschiedene Aspekte des DRG-Systems als auch für medizinische Fragen eingefügt. Doch davon unabhängig: Wenn man wirklich mal nicht weiterkommt und alle lokalen Referenzquellen versagen, gibt es in Deutschland zwei große Anlaufstellen: den MDK und den FoKA.

Aufgabe des MDK ist (nach eigener Darstellung): „Die Leistungen der gesetzlichen Krankenversicherung und der sozialen Pflegeversicherung müssen ausreichend, zweckmäßig und wirtschaftlich sein. Mit dem medizinischen und pflegerischen Wissen der MDK stellen die Kranken- und Pflegekassen dies sicher." (www.mdk.de) Auch der MDK ist – genau wie die Kasse – nicht unser Feind. Im Rahmen seiner Aufgabenstellung berät der MDK im gesamten Gesundheitswesen, und nicht nur die Kassen.

Ein nicht unwesentlicher Teil seiner Arbeit entfällt allerdings auf die Begutachtung DRG-verwandter Fragen. Hier ist besonders die Sozialmedizinische Expertengruppe 4 (SEG-4) „Vergütung und Abrechnung" zu nennen. Im Laufe der Zeit hat sich eine Sammlung von „Musterempfehlungen" ergeben. Die Liste dieser SEG4 DRG-Kodierempfehlungen ist auf der Homepage des MDK (www.mdk.de => Kranken- & Pflegekassen => DRG-Kodierempfehlungen) abrufbar und sogar mit einem Suchverzeichnis versehen.

Der FoKA (Fachausschuss für ordnungsgemäße Kodierung und Abrechnung) ist ein Ausschuss von Mitgliedern der Deutschen Gesellschaft für Medizincontrolling. Angesichts nicht immer verständlicher bzw. nachvollziehbarer Meinungen des MDK erarbeitet er eigene Kodierempfehlungen und kommentiert Kodierempfehlungen der SEG-4. Grundsätzlich sieht sich der FoKA nicht als Konkurrenz zur SEG-4, jedoch sollen seine Empfehlungen auch in Abstimmung mit anderen Interessensverbänden die Kodierqualität vereinheitlichen und kontinuierlich verbessern.

Die Kodierempfehlungen des FoKA sind über www.medizincontroller.de/wiki such- und abrufbar.

3 Kodieranleitung – allgemeiner Teil oder: Wie sind die Regeln?

1. Keine Diagnose ohne Mehraufwand, keine Prozedur ohne Durchführung!

Folgt man diesem Satz, umschifft man schon die gröbsten Fehler der Verschlüsselung.

2. Nicht zu kompliziert denken!

Die meisten Basisfragen lassen sich durch kompromissloses Ja/Nein der Entscheidungshilfen dieses Buches beantworten. Die Betonung liegt dabei auf kompromisslos – zu viel „ja, aber" führt nicht weiter und lenkt nur vom Ziel ab. Was dann noch übrig bleibt, ist ein Fall für die Experten – und glauben Sie mir: Die sind sich dann auch nicht immer einig.

3. Kein Kodieren ohne vollständige Unterlagen!

Manches steht eben nicht explizit im Arztbrief – der Pflegeaufwand z. B. fast grundsätzlich nicht. Auch ergeben sich einige Kodes oft aus der Kombination von Testergebnis und Pflegekurve, z. B. die Relevanz einer Hypokaliämie.

Im Folgenden bezieht sich in den Überschriften der Kode in Klammern auf den jeweiligen Abschnitt der Deutschen Kodierrichtlinien. Für den interessierten Leser steht dort der Originaltext, auf den sich meine Erläuterungen und Beispiele beziehen.

3.1 Diagnosen

Alle Diagnosen sind nur dann kodierbar, wenn sie Aufwand verursachen. Das ist entweder:

- diagnostisch,
- therapeutisch oder
- pflegerisch

Eins davon reicht, also explizit auch z. B. der pflegerische Mehraufwand bei einem sehbehinderten Patienten – auch und selbst dann, wenn wir diagnostisch oder therapeutisch überhaupt nichts in Bezug auf die Sehbehinderung tun.

3.1.1 Was sind Inklusiva und Exklusiva? (DKR D013; D014)

Zu quasi allen ICD-Kodes gibt es Inklusiva und Exklusiva. Inklusivum bedeutet so viel wie „das ist damit auch gemeint" oder „das gehört hier auch hin". Das kann man gewissermaßen als Liste der Synonyme auffassen. Oft gibt es für eine Krankheit mehrere Bezeichnungen, die hier aufgelistet werden. Oder aber – insbesondere bei ICD-Kodes für „sonstige" Erkrankungen eines Organsystems – man findet hier eine Liste ähnlich gearteter Erkrankungen, die gemeinsam verschlüsselt werden. Umgekehrt bedeutet das, dass die Sachverhalte, die im Inklusivum aufgelistet sind, nicht mehr gesondert/zusätzlich zu verschlüsseln sind. Dazu ein Beispiel:

Beispiel 1
Inklusivum eines ICD-Kodes

I63.- Hirninfarkt

– hier finden wir direkt unter dem Kode folgende Angabe:

Inkl.: Verschluss und Stenose zerebraler und präzerebraler Arterien mit resultierendem Hirninfarkt

Das bedeutet, dass neben all dem, was man unter einem Schlaganfall versteht, eben explizit auch solche Hirninfarkte über die I63.- verschlüsselt werden, die durch eine Stenose oder einen Verschluss der betreffenden Arterie verursacht wurden.

Dadurch dass dieser Verschluss inklusiv zu der I63.- ist, wäre es also falsch, neben der I63.- auch noch z. B. die I65.8 (Verschluss und Stenose sonstiger präzerebraler Arterien) für die Ursache des Schlaganfalls zu verschlüsseln.

Exklusivum wiederum bedeutet so viel wie „das ist damit nicht gemeint" oder „das gehört hier nicht hin". Im Gegensatz zum Inklusivum soll hier also sichergestellt werden, dass nicht durch Missverständnisse oder Ungenauigkeiten im medizinischen Ausdruck (z. B. des Arztbriefes) bei der Beschreibung einer Krankheit über einen falschen Kode verschlüsselt wird. Für solche ausgeschlossenen Kodes wird dann der richtige Kode in Klammern angegeben, was die Sache ungeheuer vereinfacht.

Es ist also nicht nur so, dass diese Exklusivkodes mit dem ersten Kode nicht gemeint sind, sondern man darf sie auch explizit gemeinsam mit dem ersten Kode verschlüsseln – natürlich nur, wenn für beide Kodes (für den ursprünglichen und den Exklusivkode) jeweils ein Mehraufwand vorhanden sind. Dies besagt eine entsprechende Anweisung des DIMDI (www.dimdi.de, dann unter Klassifikationen/FAQ/ICD-10/Seite 3/„Dürfen Kodes, die im „Exkl." eines Kodes genannt werden, gleichzeitig mit diesem verwendet werden? (Gültig ab dem 1.1.2009)"). Dort heißt es: „Folglich können beide Kodes nebeneinander verwendet werden, wenn die Erkrankungen/Zustände sowohl als auch beim Patienten vorliegen und diagnostisch voneinander abgrenzbar sind.". Dazu ein Beispiel:

Beispiel 2
Exklusivum eines ICD-Kodes

I33.- Akute und subakute Endokarditis

– hier finden wir direkt unter dem Kode folgende Angabe:

Exkl.: Akute rheumatische Endokarditis (I01.1)
Endokarditis o.n.A. (I38)

Das bedeutet, dass eine rheumatische Endokarditis, auch wenn sie akut verläuft, eben nicht über die I33.- verschlüsselt werden darf, sondern – der Kode in Klammern dahinter hilft uns – über die I01.1.

Hätten wir jetzt zufällig eine rheumatische Endokarditis und parallel eine bakterielle Endokarditis, die jeweils getrennt einen Mehraufwand verursachen, dann würden wir beide Kodes gleichzeitig verschlüsseln. Für dieses Beispiel sei einmal außen vor gelassen, dass es schwierig sein kann, dieses parallele Vorliegen zweier unterschiedlicher Endokarditiden medizinisch plausibel zu machen.

3.1.2 Hauptdiagnose (DKR D002)

Stellen Sie sich nur eine einzige (die folgende) Frage: Warum/Aufgrund welcher Krankheit ist der Patient am Tag der stationären Aufnahme wirklich aufgenommen worden? Das ist die Hauptdiagnose.

Die Antwort ist retrospektiv, also mit allen Informationen des Entlassbriefes zu geben. Wenn also aus Bauchschmerzen ein Mesenterialinfarkt wurde oder aus Brustschmerzen ein Pneumothorax, dann wissen wir das jetzt für die Kodierung, auch wenn es am Aufnahmetag vielleicht noch nicht so deutlich war.

Der ganze Rest des Drumherums ist für diese Entscheidung unwichtig! Es ist also egal:

a) Warum er zum Krankenhaus gegangen ist/gefahren wurde:

Beispiel 3
Hauptdiagnose – aus der Ambulanz
Die Patientin kommt zur Kontrolle des Blutdrucks in die normale Ambulanz. Dieser ist in der Tat schlecht eingestellt. Es fällt aber ein rotes, warmes, geschwollenes rechtes Bein auf, das die Patientin bisher „nicht bemerkt" hat. Wegen des Blutdrucks (deswegen kam sie ambulant) hätten wir sie nicht da behalten, wohl aber wegen der Phlegmone (deswegen blieb sie stationär). Damit ist die Phlegmone auch die Hauptdiagnose.

b) Bei welcher Stelle er sich zuerst gemeldet hat und wann die Diagnose feststand:

Beispiel 4
Hauptdiagnose – Diagnosesicherung erst am Ende
Der Patient kommt wegen akuten Brustschmerzes in die Notaufnahme. Es werden bereits in der Notaufnahme alle schweren Erkrankungen ausgeschlossen. Im Labor fällt aber eine deutliche Cholestase auf, im Ultraschall eine Raumforderung der Leber. Am Ende des Aufenthaltes steht die Diagnose: Cholangiokarzinom. Wegen Brustschmerz (deswegen kam er als Notfall) hätten wir ihn nicht da behalten (wir haben schließlich alles Schwere ausgeschlossen), wohl aber wegen des Karzinoms (die Aufnahme erfolgte wegen des Verdachts, aber mittlerweile wissen wir ja mehr). Damit ist das Karzinom die Hauptdiagnose.

c) Was sonst noch während des Aufenthalts passiert:

Beispiel 5
Hauptdiagnose – komplizierter Verlauf
Die stationäre Aufnahme erfolgte zur Radio-/Chemotherapie von Lebermetastasen eines Kolonkarzinoms. An Tag 3 erleidet der Patient einen Herzinfarkt und wird im gleichen Haus notfallmäßig Bypass-operiert. Bei der Mobilisation nach der Operation rutscht er aus und bricht sich den Schenkelhals. Dafür bekommt er, ebenfalls im gleichen Haus, eine dynamische Hüftschraube. Auch wenn es uns nicht fair erscheint: Die Hauptdiagnose bleibt „Lebermetastasen". Anders sähe es nur aus, wenn die beiden OPs in jeweils anderen Häusern durchgeführt worden wären. Hier kodiert jeder allein, aber dazu später mehr.

3.1.3 Konkurrierende Hauptdiagnosen – beides geht, geht beides? (DKR D002)

Ja, wenn beides geht, geht beides. Natürlich kann aber nur eine Diagnose die Hauptdiagnose sein. Wenn also zwei Diagnosen gleichermaßen Hauptdiagnose sein können, „... muss vom behandelnden Arzt entschieden werden, welche Diagnose am besten der Hauptdiagnose-Definition entspricht. Nur in diesem Fall ist vom behandelnden Arzt diejenige auszuwählen, die für Untersuchung und/oder Behandlung die meisten Ressourcen verbraucht hat. Hierbei ist es unerheblich, ob die Krankheiten verwandt sind oder nicht."[2]

Im Klartext: Die Diagnose, die mehr Ressourcen verbraucht hat, darf – aber eben nur in dieser Konstellation! – als Hauptdiagnose genommen werden. Das ist explizit von den Selbstverwaltungspartnern und dem InEK so vorgesehen und hat auch nichts mit „up-coding" oder Gewinnmaximierung zu tun. Natürlich müssen wir den Nachweis führen können, dass die teurere Diagnose auch wirklich die Kriterien einer Hauptdiagnose erfüllt hat.

Doch halt! Wenn man es im Wortlaut liest, steht dort: „die ... die meisten Ressourcen verbraucht hat", und nicht: „die am meisten bringt". Doch woher wissen wir nun, welche Diagnose die meisten Ressourcen verbraucht hat? In Häusern mit Kostenträgerrechnung könnte man dies wahrscheinlich noch feststellen, auch wenn der Aufwand dafür enorm wäre. In allen anderen Häusern haben wir gar keine direkte Erfassung des Ressourcenverbrauchs!

Hier kann man sich mit folgender Logik aushelfen: Die Grundidee „DRG" ist es, Fälle mit ähnlichem (rein monetär gemessenen) Ressourcenverbrauch zusammenzufassen. Was dabei auf „Fachchinesisch" rauskommt, ist eine Gruppe (die DRG) mit lauter Fällen ähnlicher ökonomischer Schwere. Diese ökonomische Fallschwere wird ausgedrückt als Bewertungsrelation bzw. Relativgewicht. Wenn wir also den Ressourcenverbrauch nicht direkt ermitteln können, dann müssen wir auf dem Umweg über das Relativgewicht den mittleren Ressourcenverbrauch abschätzen.

Das heißt am Ende: Die Diagnose, die nach dem Groupieren in die (ökonomisch und damit vom Ressourcenverbrauch her) höher bewertete DRG führt, darf von uns in der Konstellation der konkurrierenden Hauptdiagnosen auch tatsächlich ausgewählt werden. Zu Recht können Sie jetzt einwenden, dass wir bereits am Anfang dieses Kapitels an genau dieser Stelle waren. Nur verstehen Sie jetzt auch warum, und können dies entsprechend begründen. Es ist im DRG wichtiger, dass Sie die Wege zum Ziel kennen, anstatt Ziele auswendig zu lernen!

3.1.4 Nebendiagnosen (DKR D003)

Einfache Regel: Alles, was die Kriterien „Diagnose" erfüllt, aber nicht die Hauptdiagnose ist, ist eine Nebendiagnose. Also: kein Aufwand = keine Nebendiagnose!

Der Mehraufwand (diagnostisch, therapeutisch, pflegerisch) muss natürlich dokumentiert sein. Für einen diagnostischen Mehraufwand reicht eine alleinige Befundkontrolle (z. B. Kalium im Verlauf) nicht aus, hier ist eine Extra-Diagnostik (z. B. Kaliumausscheidung im Sammelurin) gemeint. Natürlich reicht auch die Substitution (= therapeutisch) allein.

2 DKR, Allgemeiner Teil, D002; S. 6.

Explizit erlaubt ist dabei, mehrere Krankheiten mit einer Maßnahme zu therapieren (z. B. ACE-Hemmer bei Bluthochdruck und Niereninsuffizienz). Dies bestätigt auch der MDK (Kodierempfehlung 26 der SEG-4).

Nebendiagnosen können eine Steigerung der Fallschwere bewirken. Eine eventuell höher vergütete DRG ist die Folge. Die Kombination von Nebendiagnosen kann auch eine sogenannte „komplizierende Konstellation" oder eine „komplexe Diagnose" bewirken. Ein Wechsel in eine andere, zumeist höher vergütete DRG ist hier die Folge. An dieser Stelle ist es deshalb wichtig, für welche der in der Einleitung genannten Kodierstrategien man sich entschieden hat.

3.1.5 Drohende Erkrankungen (DKR D001)

Noch eine einfache Regel: Alles, was nicht passiert ist, wird auch nicht kodiert! Dazu gibt es nur wenige Ausnahmen.

Natürlich werden Patienten oft wegen „sich anbahnender" oder „drohender" Erkrankungen aufgenommen. Nur für folgende Probleme existiert jedoch ein ICD-Kode für „drohende Erkrankung":

Beispiel 6
Liste der ICD-Kodes für „drohende Erkrankungen"

Erkrankung	**ICD-Kode**
drohender Abort	O20.0
drohender Abort mit Blutung	O20.0
drohender Abort mit Schädigung, Fetus	P01.8
drohende Frühgeburt	O60.0
drohender Infarkt (Herz-)	I20.0
drohende Wehen	O47.9
drohende Wehen mit Schädigung, Fetus	P01.8
drohender zerebrovaskulärer Insult	G45.9-

In allen anderen Fällen muss das kodiert werden, was den Patienten zu uns geführt hat. Das ist dann entweder das Symptom – zur Kodierung von Symptomen kommen wir gleich – oder das, was der „sich anbahnenden/drohenden" Erkrankung zugrunde liegt.

Beispiel 7
Drohende/sich anbahnende Erkrankung
Bei einem Patienten mit pAVK sind die Zehen schon weiß bis bläulich. Wir nehmen ihn auf, weil eine Nekrose und eventuelle Gangrän unmittelbar bevorstehen. Dazu kommt es glücklicherweise nicht. Jetzt können wir die pAVK mit Gangrän (I70.25) nicht kodieren, sondern nur das, was auch wirklich da war, z. B. die I70.23 – pAVK mit Ruheschmerzen.

Noch etwas vager als die „drohende Erkrankung" ist wohl der Verdacht. Aber dazu kommen wir in einem der nächsten Kapitel („Verdachtsdiagnosen (DKR D008)").

3.1.6 Symptome als Diagnose (DKR D002; D003)

In zwei grundsätzlichen Konstellationen kodieren wir Symptome:

1. Das Symptom ist ein eigenständiges Problem:

Beispiel 8
Symptome als eigenständige Probleme
Aszites z. B. kann bei Leberzirrhose eine eigenständige Behandlung erfordern, ebenso ein Pleuraerguss bei dekompensierter Herzinsuffizienz oder die akute respiratorische Insuffizienz bei Pneumonie.

Herzinsuffizienz ist hier ein besonders gutes Beispiel, weil der ICD-Kode eigentlich nur das Ausmaß kardialer Dyspnoe (Symptom!) verschlüsselt (I50.11–I50.14 für NYHA-Stadium 1–4), jedoch stellvertretend für die gesamte Herzinsuffizienz benutzt wird.

Damit können wir Symptome sogar als Hauptdiagnose haben – eben immer dann, wenn das Symptom als eigenständiges Problem der Grund für die stationäre Aufnahme war. Das passiert z. B. bei Aufnahme zur Aszitespunktion ohne Behandlung der Leberzirrhose, wobei die Leberzirrhose als zugrunde liegende Erkrankung trotzdem Nebendiagnose bleibt.

2. Das Symptom ist das Einzige, was wir kodieren können:

Beispiel 9
Symptom als Einziges, das übrig bleibt
Eine Patientin kommt mit Bauchschmerzen. Am Ende einer langen Liste von Untersuchungen enden Aufenthalt und Arztbrief ohne greifbare Erkrankung. Hier kodieren wir das, was wir wirklich benennen können: Bauchschmerz (z. B. R10.1).

3.1.7 Beobachtungsfälle (DKR D002)

Es gibt ICD-Kodes für die „Beobachtung bei Verdacht auf …". Das sind die Kodes von Z03.0 (Beobachtung bei Verdacht auf Tuberkulose) bis Z03.9 (Beobachtung bei Verdachtsfall, nicht näher bezeichnet). Diese Kodes decken die großen Verdachtsgruppen weitestgehend ab.

Sie werden aber ausnahmslos nur dann kodiert, wenn die Verdachtsdiagnose (also das, weswegen wir stationär beobachtet haben) falsch war und eine Behandlung derzeit nicht erforderlich ist. Selbst dann sollten sie nur selten als Hauptdiagnose zum Einsatz kommen, denn:

- Haben wir ein Symptom im Zusammenhang mit dem Verdachtsfall, kodieren wir das Symptom (siehe Abschnitt „Symptome als Diagnose (DKR D002; D003)").
- Bestätigt sich später der Krankheitsverdacht, kodieren wir die Krankheit selbst.

Als Nebendiagnose sind diese Z-Diagnosen zusammen mit dem Symptom allerdings sehr gut geeignet, um bereits in der Kodierung den Grund der stationären Aufnahme anzugeben. Ein Beispiel wäre die Kombination aus dem Symptom „Brustschmerz" (R07.-) und der Z-Diagnose „Beobachtung bei Verdacht auf Herzinfarkt" (Z03.4).

3.1.8 Verdachtsdiagnosen (DKR D008)

Verdachtsdiagnose bedeutet im Gegensatz zu Beobachtungsfällen (also Z-Diagnosen), dass wir am Ende des Aufenthaltes weder sicher ausgeschlossen noch sicher bewiesen haben, welche Erkrankung vorliegt. Für die Kodierung unterscheiden wir zwei grundsätzliche Konstellationen:

1. Der Patient wird nach Hause entlassen – mit oder ohne Behandlung:
   - Entlassen wir den Patienten und haben eine Behandlung für die Verdachtsdiagnose eingeleitet, kodieren wir die Verdachtsdiagnose.
   - Entlassen wir den Patienten mit einer Verdachtsdiagnose, haben aber keine Behandlung vorgenommen, kodieren wir das Symptom, das den Verdacht ausgelöst hat.

Beispiel 10
Verdachtsdiagnose mit Entlassung nach Hause
Ein Patient kommt mit Schmerzen beim Wasserlassen. Wir vermuten einen Harnwegsinfekt, können diesen aber nicht beweisen. Wir entlassen ihn mit einem Antibiotikum. Unsere Diagnose ist: Harnwegsinfekt. Hätten wir ihn ohne Antibiose nach Hause entlassen, wäre unsere Diagnose: Schmerzen beim Wasserlassen (z. B. R30.0).

---

2. Der Patient wird verlegt:
   - Verlegen wir einen Patienten mit einer Verdachtsdiagnose, wird diese Verdachtsdiagnose kodiert. Das ist selbst dann der Fall, wenn wir zum Zeitpunkt der Verlegung keine eigene Therapie eingeleitet haben, und auch dann, wenn in dem empfangenden Haus unsere Verdachtsdiagnose ausgeschlossen wird!

3.1.9 Abnorme Befunde bei Untersuchungen (DKR D003)

Hier unterscheidet sich unser Vorgehen leicht, je nachdem ob es um die mögliche Hauptdiagnose geht oder um ein Symptom als Nebendiagnose:

Konstellation 1 (Hauptdiagnose): Manchmal erfolgen stationäre Aufnahmen ausschließlich, weil Untersuchungen etwas Pathologisches gezeigt haben. Der Patient selbst ist beschwerdefrei. Wenn dann aber die Verdachtsdiagnose ausgeschlossen wird, haben wir eigentlich nichts zu kodieren – nicht einmal ein Symptom.

Genau dafür gibt es dann die Kodes von R70.- bis R94.- (Abnorme Befunde bei ...), welche die verschiedenen Labor- und apparativen Untersuchungen abdecken; und ausschließlich in dieser Konstellation werden sie zur Hauptdiagnose.

Beispiel 11
Abnormer Testbefund als Hauptdiagnose
Eine Patientin kommt zum Herzkatheter, weil bei ihr ein pathologisches Belastungs-EKG festgestellt wurde. Sie ist ansonsten beschwerdefrei. Im Herzkatheter zeigt sich jetzt ein unauffälliges Koronarsystem. Da die Verdachtsdiagnose Koronare Herzkrankheit ausgeschlossen wurde und sie keine Symptome zeigt, bleibt uns nur eine Diagnose: R94.3 (Abnorme Ergebnisse von kardiovaskulären Funktionsprüfungen). Für dieses Beispiel lassen wir einmal außen vor, ob die Patientin nicht ohnehin anstatt stationär nach DRG eher ambulant nach AOP abgerechnet würde.

Konstellation 2 (Nebendiagnose): Wollen wir einen „abnormen Befund" als Nebendiagnose kodieren, kommt wieder die wichtigste Frage: Hatten wir einen Zusatzaufwand? Wir erinnern uns (s. o.) – diagnostisch, therapeutisch oder pflegerisch – und bedenken: Eine einfache Wertekontrolle ist *kein* Aufwand im Sinne des DRG.

3.1.10 Komplikationen und Folgen medizinischer Maßnahmen (DKR D002)

Wenn wir etwas präzise benennen können, dann tun wir das auch.

Grundsätzlich gibt es ICD-Kodes für (eher akute) Komplikationen (T80.- bis T88.-) und Kodes für (eher chronische) Folgen medizinischer Maßnahmen. Dabei sind die (akuten) Komplikationen primär nach dem, was bzw. wobei etwas passiert ist, geordnet und die (chronischen) Folgen medizinischer Maßnahmen nach dem Ort (Organsystem), an/in dem etwas passiert ist (für die Bedeutung der Begriffe „Inklusivum" und „Exklusivum" verweise ich auf das Kapitel „Was sind Inklusiva und Exklusiva? (DKR D013; D014)"):

Beispiel 12
Systematik der T80-T88 (Komplikationen bei chirurgischen Eingriffen und medizinischer Behandlung, anderenorts nicht klassifiziert)

T80.- Komplikationen nach Infusion, Transfusion oder Injektion zu therapeutischen Zwecken

Inkl.: Perfusion

Exkl.: Abstoßung eines Knochenmarktransplantates (T86.00)

T81.- Komplikationen bei Eingriffen, anderenorts nicht klassifiziert

Exkl.: Komplikation nach:

- Impfung [Immunisierung] (T88.0–T88.1)
- Infusion, Transfusion oder Injektion zu therapeutischen Zwecken (T80.-)

Näher bezeichnete, anderenorts klassifizierte Komplikationen, wie z. B.:

- Dermatitis durch Arzneimittel und Drogen (L23.3, L24.4, L25.1, L27.0–L27.1)
- Komplikation durch Prothesen, Implantate und Transplantate (T82–T85)
- Vergiftung durch und toxische Wirkung von Arzneimitteln, Drogen und chemischen Substanzen (T36–T65)
- Versagen und Abstoßung von transplantierten Organen und Geweben (T86.-)
- Unerwünschte Nebenwirkung von Arzneimitteln oder Drogen o.n.A. (T88.7)

T82.- Komplikationen durch Prothesen, Implantate oder Transplantate im Herzen und in den Gefäßen

Exkl.: Versagen und Abstoßung von transplantierten Organen und Geweben (T86.-)

T83.- Komplikationen durch Prothesen, Implantate oder Transplantate im Urogenitaltrakt

Exkl.: Versagen und Abstoßung von transplantierten Organen und Geweben (T86.-)

T84.- Komplikationen durch orthopädische Endoprothesen, Implantate oder Transplantate

Exkl.: Knochenfraktur nach Einsetzen eines orthopädischen Implantates, einer Gelenkprothese oder einer Knochenplatte (M96.6)
Versagen und Abstoßung von transplantierten Organen und Geweben (T86.-)

T85.- Komplikationen durch sonstige interne Prothesen, Implantate oder Transplantate

Exkl.: Versagen und Abstoßung von transplantierten Organen und Geweben (T86.-)

T86.- Versagen und Abstoßung von transplantierten Organen und Geweben

Hinw.: Das Versagen der abgestoßenen Organe und Gewebe (z. B. ein akutes Nierenversagen bei Abstoßung eines Nierentransplantates) ist in der Schlüsselnummer enthalten und daher nicht gesondert zu kodieren.

T87.- Komplikationen, die für Replantation und Amputation bezeichnend sind

T88.- Sonstige Komplikationen bei chirurgischen Eingriffen und medizinischer Behandlung, anderenorts nicht klassifiziert

Exkl.: Komplikationen nach:
- Eingriffen, anderenorts nicht klassifiziert (T81.-)
- Infusion, Transfusion oder Injektion zu therapeutischen Zwecken (T80.-),

sowie näher bezeichnete, anderenorts klassifizierte Komplikationen, wie z. B.:
- Dermatitis durch Arzneimittel und Drogen (L23.3, L24.4, L25.1, L27.0–L27.1),

sowie Komplikation bei:
- geburtshilfliche Operationen und Maßnahmen (O75.4)
- Geräte, Implantate und Transplantate (T82–T85)
- Komplikationen bei Anästhesie:
- im Wochenbett (O89.-)
- in der Schwangerschaft (O29.-)
- während der Wehentätigkeit und bei der Entbindung (O74.-)
- Vergiftung durch und toxische Wirkung von Arzneimitteln, Drogen und chemischen Substanzen (T36–T65)
- Versehentliche Stich- oder Risswunde während eines Eingriffes (T81.2)

Beispiel 13
Systematik der ICD-Bereiche der Kodes für Folgen medizinischer Maßnahmen

E89.– Endokrinum;
G97.– Nervensystem;
H59.– Auge;
H95.– Ohr;
I97.– Kreislauf,
J95.– Atemwege;
K91.– Verdauungssystem;
M96.– Muskel-Skelett-System;
N99.– Urogenitalsystem.

Gibt es jedoch einen ICD-Kode, der das Problem genauer bezeichnet, dann nehmen wir den. Deswegen ist z. B. ein Aneurysma der Leiste nach einem Herzkatheter die I72.4 (Aneurysma und Dissektion einer Arterie der unteren Extremität) – allerdings mit einem Zusatzkode (s. u.) – und nicht die T81.7 (Gefäßkomplikationen nach einem Eingriff, anderenorts nicht klassifiziert). Dafür ist der Elektrodenbruch eines Schrittmachers die T82.1 (Mechanische Komplikation durch ein kardiales elektronisches Gerät) – hier gibt es einfach keinen präziseren ICD-Kode.

Jetzt könnten Sie einwenden: Warum machen wir nicht einfach eine Art rudimentäre Mehrfachkodierung bzw. Doppelbenennung – und zwar bestehend aus dem ICD-Kode, der die Art der Komplikation präzise benennt, aber im Namen nicht die Tatsache der Komplikation trägt und zusätzlich ein T80er-Kode, der die Tatsache der Komplikation an sich benennt, aber im Namen nicht die Art der Komplikation präzise trägt? Das erlaubt doch die DKR wenn sie sagt, dass eine Erkrankung stets vollständig erfasst wird!

Diese Art der Doppelbenennung sollte Ihnen bitte nicht allzu oft passieren. Sehen Sie sich die Bezeichnungen der ICD-Kodes genau an – viele T80er tragen im Namen „... anderenorts nicht klassifiziert" oder ähnliche Wortgruppen. Wenn wir also das Aneurysma der Leiste nach einem Herzkatheter korrekt über die I72.4 (Aneurysma und Dissektion einer Arterie der unteren Extremität) als Aneurysma ansprechen, dann ist es damit an diesem Ort (an dieser Stelle unserer Verschlüsselung) klassifiziert. Jetzt durch die zusätzliche Verschlüsselung der T81.7 (Gefäßkomplikationen nach einem Eingriff, anderenorts nicht klassifiziert) zu behaupten, unsere Komplikation wäre „anderenorts nicht klassifiziert" ist schlicht falsch.

Der zweite Grund, warum Ihnen diese Form der Doppelbenennung nicht allzu oft unterlaufen sollte, liegt an der Existenz von drei weiteren Kodes – der Y57.9!, der Y69! und der Y84.9! (was dabei das nachgestellte Ausrufezeichen bedeutet, wird im Kapitel „Mehrfachkodierung und Doppelklassifizierung (Kreuz, Stern und Ausrufezeichen) (DKR D011; D012)" erklärt). Sehen wir uns die Benennung dieser ICD-Kodes einmal genauer an:

Beispiel 14
Benennung/Struktur der Y57.9! (Komplikationen durch Arzneimittel oder Drogen)

Y57.9! Komplikationen durch Arzneimittel oder Drogen

Unerwünschte Nebenwirkung von Arzneimitteln und Drogen bei indikationsgerechter Anwendung und in korrekter therapeutischer oder prophylaktischer Dosierung

Exkl.: Unfälle bei der Verabreichungsmethode von Arzneimitteln, Drogen oder biologisch aktiven Substanzen bei medizinischen und chirurgischen Maßnahmen (Y69)

Beispiel 15
Benennung/Struktur der Y69! (Zwischenfälle bei chirurgischem Eingriff und medizinischer Behandlung)

Y69! Zwischenfälle bei chirurgischem Eingriff und medizinischer Behandlung

Inkl.: Dosierungsfehler; Kontaminierte Substanzen; Unzulängliche aseptische Kautelen; Versehentlich im Körper zurückgelassener Fremdkörper; Versehentliche(r) Schnitt, Punktion, Perforation oder Blutung; Vorzeitiger Behandlungsabbruch

Exkl.: Chirurgische und medizinische Maßnahmen als Ursache einer abnormen Reaktion eines Patienten oder einer späteren Komplikation, ohne Angabe eines Zwischenfalls zum Zeitpunkt der Durchführung der Maßnahme (Y84.9)

Versagen oder Fehlfunktion medizintechnischer Geräte und Produkte (während eines Eingriffes) (nach Implantation) (unter der Anwendung) (Y82.8).

Beispiel 16
Benennung/Struktur der Y84.9! (Chirurgische und sonstige medizinische Maßnahmen als Ursache einer abnormen Reaktion eines Patienten oder einer späteren Komplikation, ohne Angabe eines Zwischenfalls zum Zeitpunkt der Durchführung der Maßnahme)

Y84.9! Zwischenfälle durch medizinische Maßnahmen, nicht näher bezeichnet
Chirurgische und sonstige medizinische Maßnahmen als Ursache einer abnormen Reaktion eines Patienten oder einer späteren Komplikation, ohne Angabe eines Zwischenfalls zum Zeitpunkt der Durchführung der Maßnahme
Exkl.: Zwischenfälle bei chirurgischem Eingriff und medizinischer Behandlung, die unter Y69! klassifizierbar sind (Y69!)
Versagen oder Fehlfunktion medizintechnischer Geräte und Produkte (während eines Eingriffes) (nach Implantation) (unter der Anwendung) (Y82.8!)

Einen dieser drei Kodes können Sie an den „normalen" ICD-Schlüssel der Manifestation (z. B. an die I72.4 für das Aneurysma der Leiste) anhängen und diesen ICD-Schlüssel somit klar als „komplikationsbedingt" kennzeichnen. Für Komplikationen von Medikamenten ist die erste Frage „erfolgte die Gabe indikationsgerecht?" – also in Bezug auf Erkrankung, Dosis und Häufigkeit. Falls ja, so ist die Y57.9! anzuwenden – und zwar unabhängig vom zeitlichen Zusammenhang zwischen Gabe und Komplikation. Falls nein, so ist die Y69! zu verwenden. Bei Komplikationen im Rahmen von Eingriffen und sonstigen medizinischen Maßnahmen nehmen wir die Y69! für Ereignisse während der Maßnahme/Eingriffs und die Y84.9!, falls die Komplikation erst nach dem Eingriff oder der Maßnahme eingetreten ist. Wichtig ist auch zu verstehen, dass KEINER dieser Schlüssel die Schuldfrage berührt! Es wird lediglich die Assoziation eines unerwünschten Ereignisses mit einer Behandlung beschrieben.

Sie erkennen: Damit wird das Einsatzgebiet für die T80er-Kodes in Kombination mit einem „normalen" ICD-Kode langsam klein. Dennoch wird Ihnen nichts anderes übrig bleiben, als bei jedem Fall neu zu entscheiden, ob es einen „normalen" ICD-Kode für die Komplikation gibt, den Sie dann mit einem der drei genannten Y-Kodes kombinieren, ob ein T80er-Kode den Fall präziser benennt oder ob vielleicht doch erst die (seltene) Kombination aus ICD- und T80er-Kodes die korrekte und vollständige Abbildung bringt. Damit kommen wir zurück zu unserem Leistenaneurysma, das uns nun schon das ganze Kapitel begleitet hat:

Beispiel 17
Korrekte Verschlüsselung eines Leistenaneurysmas nach Herzkatheter
Hier verwenden wir zwei Kodes:
I72.4 (Aneurysma und Dissektion einer Arterie der unteren Extremität)
– und zwar als Kreuz-Kode bzw. Primärdiagnose, auch wenn die I72.- nicht explizit als solche gekennzeichnet ist.

Y84.9! (Zwischenfälle durch medizinische Maßnahmen, nicht näher bezeichnet)
– und zwar als Ausrufezeichen-Kode bzw. Sekundärdiagnose.

Ich verweise noch einmal auf das Kapitel „Mehrfachkodierung und Doppelklassifizierung (Kreuz, Stern und Ausrufezeichen) (DKR D011; D012)" zur Erklärung von Kreuz/Ausrufezeichen.

Hier würde die alleinige Verschlüsselung über die I72.4 zwar korrekt die Art der Komplikation benennen, aber es würde nicht zwischen einem einfachen Aneurysma an dieser Stelle und einem Aneurysma als verzögerte Komplikation eines Herzkatheters unterschieden. Deswegen kann sie nicht allein stehen.

Gleiches gilt für die T81.7 (Gefäßkomplikationen nach einem Eingriff, anderenorts nicht klassifiziert), die zwar korrekt angibt, dass als Folge eines Eingriffs etwas an einem Gefäß passiert ist, aber eben nicht sagt, was das ist und welches Gefäß betroffen ist.

3.1.11 Folgezustände von Krankheiten (DKR D005)

Folgezustände sind hier keine Konsequenzen einer medizinischen Maßnahme (siehe Kapitel „Komplikationen und Folgen medizinischer Maßnahmen (DKR D002)"), sondern Residuen/Restzustände oder aktuelle Probleme in der Folge früherer Erkrankungen. Beispiele für solche früheren Erkrankungen wären: alter Schlaganfall, alte Poliomyelitis, alte Fraktur, Komplikationen in der Schwangerschaft u. s. w.

Wie immer die wichtigste Frage: Hatten wir einen Mehraufwand (diagnostisch, therapeutisch oder pflegerisch)? Nur dann können wir kodieren.

Um solche Folgezustände anzugeben, benutzen wir zwei Kodes: Einen Kode für das aktuelle Problem (z. B. spastische Hemiparese) und einen Kode für die Ursache (hier: Folge eines Apoplex). Weitere Beispiele für solche Pärchen sind: Niereninsuffizienz/Folge einer Tuberkulose; Frakturheilung in Fehlstellung/Folgen einer Fraktur u. a.

Dies ist nach dem Kapitel „Komplikationen und Folgen medizinischer Maßnahmen (DKR D002)" das zweite Mal, dass wir mit der Systematik „Mehrfachkodierung/Doppelklassifizierung" in dieser lockersten Form konfrontiert sind. Doch dazu wie gesagt in dem betreffenden Kapitel mehr.

3.1.12 Akute Exazerbation einer chronischen Krankheit (DKR D006)

Manche chronische Krankheiten können akut exazerbieren. Dazu gehören beispielsweise die chronische Pankreatitis, die chronisch obstruktive Atemwegserkrankung (COPD), die chronische Niereninsuffizienz oder die chronische (z. B. myeloische) Leukämie.

Natürlich ist die akute Erkrankung der Grund der Aufnahme und deswegen auch die Hauptdiagnose. Leider bleibt uns trotzdem nichts übrig, als im ICD-Katalog genau nachzuschlagen, denn:

- Für einige Krankheiten gibt es einen Extrakode für die exazerbierte chronische Erkrankung (z. B. bei der COPD unterscheidet man sogar in „*infekt*exazerbiert" und „*akut* exazerbiert").

Gibt es solch einen Kode nicht, kodieren wir die akute Erkrankung (z. B. N17.- für die akute Niereninsuffizienz) und den jeweiligen Kode für die chronische Erkrankung (z. B. N18.- für die chronische Niereninsuffizienz) – hier also „acute on chronic" Nierenversagen – gemeinsam. Aber Vorsicht, denn:

- Selbst wenn es *keinen* Kode für die akut exazerbierte chronische Erkrankung gibt, kann es sein, dass der Kode für die akute Erkrankung explizit nicht für eine Exazerbation der jeweiligen chronischen Erkrankung verwendet werden darf (z. B. bei der chronischen myeloischen Leukämie). In diesem Fall bleibt es bei dem Kode der chronischen Erkrankung – sonst nichts.

3.1.13 Ein Kombikode (Kombinationsschlüsselnummer) vs. viele Einzelkodes (DKR D010)

Für einzelne Krankheiten gibt es Kodes, die sehr spezifisch die Kombination von zwei (oder mehr) üblicherweise gemeinsam auftretenden Diagnosen darstellen oder die Kombination aus Ursache und Ausprägung (Ätiologie und Manifestation) sehr gut widerspiegeln. Solche Kodes werden „Kombinationsschlüsselnummern" genannt.

Einen solchen Fall haben wir für die infektexazerbierte COPD gerade kennengelernt. Andere Beispiele wären die pAVK mit Gangrän oder einige der Ulcera (bei Dekubitus L89,-; bei pAVK I70.23 etc.). Hier wäre es falsch, anstelle des Kombinationskodes die einzelnen Teilaspekte getrennt zu kodieren. Dazu ein Beispiel:

Beispiel 18
Kombinationsschlüsselnummer vs. viele Einzelkodes
Venöses Ulcus: Der richtige Kode für ein venöses Ulcus ist die I83.0 (Varizen der unteren Extremität mit Ulzeration) oder aber die I83.2 (Varizen der unteren Extremität mit Ulzeration und Entzündung), falls sich das Ulcus bereits entzündet hat. Dies ist der Kombikode aus „Varize" und „Ulcus".

Gelegentlich bieten Suchprogramme für „Ulcus" zunächst die L97 (Ulcus cruris, anderenorts nicht klassifiziert). Hier deutet bereits „anderenorts nicht klassifiziert" auf den Fehler hin. Das wird auch nicht besser, wenn wir zusätzlich noch die I83.9 (Varizen der unteren Extremität, nicht näher bezeichnet) verschlüsseln. Also: wenn es einen Kombikode gibt, müssen wir den auch verwenden.

Falls ein Kombikode existiert, ist dieser auch immer einer Mehrfachkodierung oder Doppelklassifizierung vorzuziehen. Was genau Mehrfachkodierung oder Doppelklassifizierung sind, sehen wir uns später in dem entsprechenden Kapitel genauer an.

3.1.14 Geplante Folgeeingriffe und -maßnahmen (DKR D005)

Für alle Maßnahmen/Eingriffe, die Teil eines mehrzeitigen Konzeptes für die Behandlung einer Erkrankung sind, gibt es einen einfachen Grundsatz: Alles, was in Zusammenhang mit diesem Behandlungskonzept steht, bekommt als Hauptdiagnose die ursprüngliche Krankheit – egal wie oft der Patient dafür stationär aufgenommen werden muss, und egal wie lang (bei einigen Behandlungsformen mehrere Jahre) die Behandlung letztlich dauern wird.

Das gilt natürlich nicht, wenn wir zwischenzeitlich in einem gesonderten Aufenthalt eine Komplikation der laufenden Behandlung therapieren müssen. Dafür wäre die Komplikation die Hauptdiagnose (zur Kodierung siehe Kapitel „Komplikationen und Folgen medizinischer Maßnahmen (DKR D002)"). Danach gilt aber wieder die ursprüngliche Diagnose.

Beispiel 19
Behandlung einer Krankheit in mehreren Aufenthalten mit einer Komplikation
Eine Patientin wird mit akutem Abdomen bei perforierter Sigmadivertikulitis aufgenommen. In Aufenthalt 1 wird ein Stück Darm reseziert und ein Kolostoma angelegt. Nach zwei Monaten (Aufenthalt 2) wird sie erneut mit akutem Abdomen aufgenommen. Es wird bei Ileus eine Bridenlösung vorgenommen. Nach weiteren sechs Monaten (Aufenthalt 3) wird sie beschwerdefrei zur elektiven Rückverlegung des Kolostomas aufgenommen. Für die Aufenthalte 1 und 3 ist die ursprüngliche Krankheit – die Sigmadivertikulitis – die Hauptdiagnose. Für Aufenthalt 2 ist sie es nicht, sondern die Komplikation – Bride mit Darmverschluss (K56.5) – verknüpft mit der Angabe „Komplikation einer (chirurgischen) Maßnahme zu einem späteren Zeitpunkt (Y84.9!)". Hier ist weder ein Kode der Gruppe der Komplikationen (T80.- bis T88.-) oder der „Folgen medizinischer Maßnahmen" zu verwenden. Zur Erklärung verweise ich auf das Kapitel „Komplikationen und Folgen medizinischer Maßnahmen (DKR D002)").

3.1.15 Aufnahme, aber Eingriff nicht durchgeführt (DKR D007)

Wenn ein Patient zu einem Eingriff kommt, dieser aber nicht durchgeführt wird, dann gibt es dafür zwei Möglichkeiten:

1. Es liegt an uns (z. B. technische Schwierigkeiten, der einzige Operateur krank etc.):

Hier kodieren wir die Hauptdiagnose wie gehabt – also die Krankheit, die zur stationären Aufnahme geführt hat – und als einzige Nebendiagnose die Z53 (Personen, die Einrichtungen des Gesundheitswesens wegen spezifischer Maßnahmen aufgesucht haben, die aber nicht durchgeführt wurden). Keine weiteren Diagnosen, solange wir keinen weiteren Mehraufwand am Patienten hatten!

2. Es liegt am Patienten (z. B. Umstellung der Antikoagulation nicht erfolgt, fieberhafter Infekt etc.):

Hier kodieren wir insgesamt drei Diagnosen: die Hauptdiagnose wie gehabt – also die Krankheit, die zur stationären Aufnahme geführt hat –, die Z53 und den Grund, der den Eingriff verhindert hat (z. B. J18.- für eine unbestimmte Pneumonie).

3.1.16 Verschlüsselung per „sonstige" und „nicht näher bezeichnet" – wie genau muss ich suchen? (DKR D009)

Für fast jeden ICD-Kode gibt es für die erste Stelle nach dem Punkt die Ziffern 8 (sonstige) und 9 (nicht näher bezeichnet), also z. B. K51.8 und K51.9. Diese beiden Ziffern werden auch als „Resteklassen" bezeichnet. Für die meisten Medizincontroller zeigt die Verwendung der 9 an, dass der entsprechende Kodierer sich keine Mühe gegeben hat, den richtigen Kode zu finden. Das ist zwar nicht immer richtig, aber oft. Um es zu verstehen, sehen wir uns die Begrifflichkeiten an und bleiben bei der K51 (Colitis ulcerosa).

Die Ziffern 0 bis 7 sind im ICD-10 ganz allgemein je einer spezifischen Form einer Erkrankung (also für unser Beispiel der Colitis ulcerosa) zugeordnet. Anders ausgedrückt: Jede Ziffer bezeichnet eine Erkrankungsform näher (= „näher bezeichnet"). So steht z. B. im Rahmen der

Untergliederung der K51 (Colitis ulcerosa) die K51.2 für „ulzeröse (chronische) Proktitis". Die andauernde Weiterentwicklung der Systematik hat jedoch dazu geführt, dass nicht bei jeder ICD noch alle Ziffern vorhanden sind – so gibt es bei der K51 eben nur noch die Ziffern 0-5.

Beispiel 20
Gesamtheit der für die K51 verfügbaren Kodes – Fehlen einzelner Ziffern durch Löschung im Rahmen der ICD-Weiterentwicklung:

K51.-	Colitis ulcerosa
K51.0	Ulzeröse (chronische) Pankolitis (Backwash-Ileitis; Subtotale ulzeröse (chronische) Kolitis). Exkl.: Colitis indeterminata (K52.3-)
K51.2	Ulzeröse (chronische) Proktitis
K51.3	Ulzeröse (chronische) Rektosigmoiditis
K51.4	Inflammatorische Polypen des Kolons
K51.5	Linksseitige Kolitis (Hemikolitis, links)
K51.8	Sonstige Colitis ulcerosa
K51.9	Colitis ulcerosa, nicht näher bezeichnet

Haben wir es mit einer spezifischen Erkrankungsform zu tun, dann sehen wir zuerst auf der Liste der Ziffern 1 bis 7 nach, ob diese dort aufgeführt ist. Ist diese Erkrankungsform nicht auf der Liste, kann aber von uns dennoch klar benannt werden (= wir können sie näher bezeichnen, nicht aber der ICD-Katalog, da eine entsprechende ICD-Ziffer fehlt), dann ist das ein Fall für „sonstige" – also die „8".

Ist für unsere Colitis also z. B. ein Befall von 2/3 des Kolon festgestellt, dann gibt es dafür in der K51.- (Colitis ulcerosa) keine Ziffer. Dies können Sie in der im Beispiel 11 aufgeführten Komplettliste der K51.- überprüfen. Da wir aber diesen Sachverhalt näher bezeichnen können (z. B. „Colitis ulcerosa mit Befall des Rekto-Sigmoids bis jenseits der rechten Colonflexur"), würden wir die K51.8 kodieren.

„Schlimmstenfalls" können wir ausschließlich sagen, dass es wohl eine Colitis ulcerosa ist, kennen aber nicht das Befallsmuster. Dies ist keine der in der K51.- näher bezeichneten Konstellationen (= der ICD-Katalog kann die Erkrankung anhand der ICD-Ziffern „nicht näher bezeichnen") und auch wir selbst haben keine näheren Informationen (= auch wir können nicht „näher bezeichnen"). In diesem Fall kodieren wir die K51.9 (Colitis ulcerosa, nicht näher bezeichnet). Hier ist es also eine Frage von investiertem Zeitaufwand und Sorgfalt, ob wir mit der 9 kodieren oder nicht. Deswegen auch der schlechte Ruf dieser Ziffer.

Allerdings ist es nicht ganz so einfach. Manchmal geht es gar nicht anders, als die 9 zu verwenden. So besteht z. B. die K58 (Reizdarmsyndrom) genau aus zwei Subkategorien: K58.0 (Reizdarmsyndrom mit Diarrhoe) und K58.9 (Reizdarmsyndrom ohne Diarrhoe). Deswegen sollte man mit einer vorschnellen Meinung zu einer Kodierung über die Ziffer 9 zurückhaltend sein.

3.1.17 Mehrfachkodierung und Doppelklassifizierung (Kreuz, Stern und Ausrufezeichen) (DKR D011; D012)

Noch einmal zur Erinnerung: Grundsätzlich benutzt man für eine Erkrankung/ein Problem immer nur einen Kode. Dieser Kode soll die Krankheit vollständig beschreiben. Auf der einen Seite geht das so weit, dass bestimmte häufige, gemeinsame Zustände (z. B. die erwähnte pAVK mit Gangrän) sogar in einem Kombikode zusammengefasst werden. Auf der anderen Seite reicht die Detailtiefe der ICD-Systematik nicht immer aus, sodass viele Krankheiten nur über „sonstige" oder „nicht näher bezeichnet" verschlüsselt werden können.

Es gibt aber auch Situationen, in denen die Verwendung nur eines einzigen (Kombinations-) Kodes von Anfang an keinen Sinn macht. In diesem Fall muss ein Problem eben doch über mehrere Kodes verschlüsselt werden (= Mehrfachkodierung/Doppelklassifizierung). Mehrfachkodierung bedeutet, dass eine Erkrankung/ein Zustand in seinen Teilaspekten über mehrere eigenständige und unabhängige Kodes verschlüsselt wird. Doppelklassifizierung bedeutet, dass eine Erkrankung/ein Zustand in seinen Teilaspekten über mehrere, voneinander abhängige und miteinander verknüpfte Kodes verschlüsselt wird. Im Kapitel „Folgezustände von Krankheiten (DKR D005)" hatten wir bereits eine Form von Mehrfachkodierung kennengelernt.

Um das zu verstehen, machen wir kurz etwas Mathematik: Behaupten wir, es gäbe zwei Erkrankungen („Krankheit A" und „Krankheit B"), die vier mögliche, sehr ähnliche Folgen haben („Folge 1", „Folge 2", „Folge 3" und „Folge 4"). Das gibt es z. B. beim embolischen Apoplex und der Hirnblutung. Behaupten wir weiter, dass diese vier Folgen nicht immer gemeinsam auftreten. Nun die Frage: Wie viele mögliche Kombinationen aus „Krankheit" und „Folge" gibt es? Für jede solche Kombination bräuchten wir nämlich einen Kombinationskode.

Spielen wir es mal durch: Es gibt a) acht Kombinationen aus Krankheit und nur einer Folge (zwei Krankheiten x vier Folgen), b) zwölf Kombinationen aus Krankheit und je zwei Folgen (zwei Krankheiten x sechs Kombimöglichkeiten, denn es gibt 6 Möglichkeiten, aus 4 Partnern/Folgen Pärchen zu bilden; z. B. „A mit Folge 1,2", „A mit Folge 1,3", „B mit Folge 1,2 usw.) c) acht Kombinationen aus Krankheit und je 3 Folgen (zwei Krankheiten x 4 Kombimöglichkeiten der Dreier-Kombis) und d) die zwei Kodes für „A mit vier Folgen" & „B mit vier Folgen". Das sind 30 einzelne Kombinationen bzw. Kodemöglichkeiten!

Wenn Sie dieses Gedankenexperiment einmal für die große Zahl der Kombinationen von Infektionskrankheiten und den dazu gehörigen Erregern durchführen, erkennen Sie schnell, dass dies die Anzahl an ICD-Kodes dramatisch erhöhen würde. Genau das vermeidet man, indem man in solchen Fällen per Mehrfachkodierung oder Doppelklassifizierung jeweils Ursache und Wirkung bzw. Krankheit und Auslöser getrennt voneinander kodiert.

Für die zuvor erwähnten Folgezustände von Krankheiten bedeutete dies einfach, die jeweiligen Kodes nacheinander zu verschlüsseln. Eine echte Verknüpfung voneinander abhängiger Kodes war das noch nicht. Solche „echten" Verknüpfungen gibt es aber durchaus – und zwar in Form des „Kreuz/Stern-Systems" oder des „Kreuz/Ausrufezeichen-Systems".

Bei dieser Systematik gibt es immer einen Hauptkode, den sogenannten Primärkode. Da der Primärkode mit einem † gekennzeichnet wird, nennt man ihn „Kreuzkode". Er verschlüsselt die Ursache, die Ätiologie oder die Grundkrankheit.

Dem Kreuzkode (als Primärkode) werden nun verschiedene Sekundärkodes zugeordnet und mit ihm verbunden. Die Sekundärkodes werden im ICD-Katalog nach dem eigentlichen ICD-Kode entweder mit einem * gekennzeichnet und heißen deswegen „Sternkodes" oder aber mit einem !, dann heißen sie „Ausrufezeichenkodes". Es gibt kein Limit, wie viele Sekundärkodes mit einem einzelnen Primärkode verbunden werden dürfen.

Was unterscheidet Stern- von Ausrufezeichen-Kodes? Sternkodes verschlüsseln eher (Aus)Wirkungen einer (primären) Ursache oder die Manifestationen der (primären) Ätiologie. Umgekehrt sind Ausrufezeichenkodes oft z. B. die Auslöser einer (primären) Grundkrankheit (z. B. der jeweilige Infektionserreger) bzw. sonstige beschreibende Schlüssel, die die (primäre) Grundkrankheit stufen, graduieren oder anderweitig näher klassifizieren (z. B. die funktionelle Höhe des Rückenmarks einer Querschnittslähmung). Aber natürlich gibt es hier Ausnahmen.

Alle Kreuzdiagnosen sind Primärdiagnosen, aber nicht alle Primärdiagnosen sind Kreuzdiagnosen. Das bedeutet, dass man eine sekundäre (Ausrufezeichen- bzw. Stern-)Diagnose auch mit einem Primärkode verbinden kann, der im ICD-Katalog nicht explizit mit einem † gekennzeichnet ist. Auf Sekundärdiagnosen trifft das nicht zu. Als Sekundärkode kann nur verwendet werden, was auch mit einem Stern oder Ausrufezeichen gekennzeichnet ist. Zur Verdeutlichung des Prinzips einige Beispiele:

Beispiel 21
Kreuz/Stern-Systematik
Nieren- & Augenkomplikationen bei Diabetes mellitus Typ 1: Die E10.73† (Diabetes mellitus, Typ 1, mit multiplen Komplikationen, mit sonstigen multiplen Komplikationen als entgleist bezeichnet) ist hier die Ätiologie. Die Manifestationen wären z. B. H36.0* (Retinopathia diabetica) und N08.3* (Glomeruläre Krankheiten bei Diabetes mellitus). Alleine hier ergäben sich bereits drei Kombinationsmöglichkeiten, wollte man wirklich für jede Manifestationsform einen eigenen ICD-Kode in der Kategorie „Diabetes mit Komplikationen" schaffen.

Beispiel 22
Kreuz/Ausrufezeichen-Systematik
Zystitis mit Nachweis von E. coli: Die N30.0 (akute Zystitis) ist der Primärkode und B96.2! (Escherichia coli [E. coli] und andere Enterobakteriazeen als Ursache von Krankheiten, die in anderen Kapiteln klassifiziert sind) ist Sekundärkode (Beschreiber). Hier ist die N30.0 im ICD-Katalog nicht als Kreuz-Diagnose gelistet. Es wird schnell klar, dass bei der Vielzahl an Bakterien und der Masse an bakteriellen Erkrankungen ein gesonderter ICD-Kode für jede Kombination kaum sinnvoll wäre.

Natürlich gibt es neben diabetischen Folgeerkrankungen oder Infektionskrankheiten noch eine Vielzahl weiterer Anwendungen. Wie erwähnt wird z. B. auch die Höhe der funktionellen Schädigung des Rückenmarks bei Querschnitt jedweder Genese über diese Systematik verschlüsselt. Eine Vertiefung dieses umfangreichen Gebiets ist jedoch Teil spezieller Kodierschulungen und überschreitet den Umfang eines Einsteigerlehrbuchs.

3.2 Prozeduren

Während Diagnosen nur kodierbar sind, wenn sie einen (von drei möglichen) Aufwand verursachen, ist die Regel für Prozeduren noch einfacher – wir kodieren nur, was wir gemacht haben. Prozeduren sind also Aufwand. Die zweite Regel ist, dass der gewählte Kode die Prozedur vollständig beschreiben sollte.

Im Grunde ist die Struktur eines OPS-Kodes sehr ähnlich zu einem ICD-Kode, nur dass die großen Gruppen durch Ziffern und nicht durch Buchstaben verschlüsselt werden. Auch die Art und Weise, wie man OPS-Kodes sucht und findet, ist im Grunde identisch zum Vorgehen bei ICD-Kodes. Wahrscheinlich liegt die Ursache für die gelegentlich zu beobachtende latente Furcht vor OPS-Kodes eher daran, dass sich jeder unter einer Diagnose noch etwas vorstellen kann, Eingriffe (also Prozeduren) aber (gefühlt) mehr Detailkenntnis voraussetzen. Dies ist wirklich unbegründet!

3.2.1 Was sind Inklusiva und Exklusiva? (DKR P003)

Wie schon bei den ICD-Kodes gibt es auch bei OPS-Kodes Inklusiva und Exklusiva. Gemeint ist das Gleiche: Inklusivum bedeutet so viel wie „das ist damit auch gemeint" oder „das gehört hier auch hin" und ist damit eine Liste von Maßnahmen, die explizit durch diesen Kode vollständig abgedeckt oder aber die Teil der verschlüsselten Maßnahme sind, und somit nicht gesondert zu kodieren sind.

Exklusivum wiederum bedeutet so viel wie „das ist damit nicht gemeint" oder „das gehört hier nicht hin". Wie schon bei den ICD-Kodes darf und (nötigenfalls) soll der im Exklusivum genannte Kode gesondert bzw. zusätzlich verschlüsselt werden – natürlich nur, wenn wir die Leistung auch erbracht haben. Wie schon bei den ICD-Kodes steht in Klammern hinter dem jeweiligen Kode des Exklusivums der korrekte Schlüssel. Es kann bei OPS-Kodes allerdings vorkommen, dass hinter einer im Exklusivum genannten Maßnahme kein OPS-Kode geführt wird. In diesem Fall ist die Prozedur, die ausgeschlossen wird, nicht Teil des amtlichen Schlüssels. Damit kann sie dann gar nicht kodiert werden.

3.2.2 Informationsgehalt eines Einzelkodes (DKR P001; P003)

In der Regel beinhaltet ein OPS-Kode alle Teilkomponenten der Prozedur, die durch ihn verschlüsselt wird. Für eine Operation bedeutet das, dass die Anästhesie, die Naht oder der Verband nicht gesondert kodiert werden müssen (bzw. dürfen). Das gilt gewöhnlich auch für die technische Umgebung oder damit zusammenhängende diagnostische Prozeduren.

So beinhaltet die arthroskopische Meniskektomie explizit die diagnostische Arthroskopie. Im Falle der therapeutischen Pleurapunktion ist sogar unabhängig von der zeitlichen Abfolge (auch über Tage hinweg) die diagnostische Pleurapunktion bereits im Kode enthalten.

Natürlich gibt es davon Ausnahmen, sodass es sich immer lohnt, den jeweiligen OPS-Kode im OPS-Katalog nachzuschlagen. Dort steht dann, welche Prozeduren zusätzlich kodiert werden können oder sogar müssen.

Am wichtigsten ist hier, wie gesagt, dass der gewählte Kode die Prozedur vollständig beschreibt. Tut er das nicht, ist er entweder der falsche, oder man braucht zusätzliche Kodes. Eben deswegen lohnt sich immer das Nachschlagen im OPS-Katalog.

3.2.3 Kombinationskodes (DKR P003)

Kombinationskodes sind OPS-Kodes dafür, dass bestimmte Prozeduren in einer Sitzung kombiniert vorgenommen werden. Es gibt also durchaus OPS-Kodes für die jeweilige Teilprozedur, die auch völlig unabhängig bzw. einzeln durchgeführt werden könnte.

Beispiel 23
OPS-Kombinationskodes

8-836.0m (Angioplastie [Ballon] A. carotis interna extrakraniell mit A. carotis communis)

könnte man auch einzeln durchführen/verschlüsseln, was dann jeweils ergäbe:

8-836.0k (Angioplastie [Ballon] A. carotis interna extrakraniell)
8-836.0j (Angioplastie [Ballon] A. carotis communis)

oder

5-063.2 (Thyreoidektomie mit Parathyreoidektomie)

könnte man auch einzeln durchführen/verschlüsseln, was dann jeweils ergäbe:

5-063.0 (Thyreoidektomie ohne Parathyreoidektomie)
5-067.- (Parathyreoidektomie)

Verwenden darf bzw. muss man solche Kombinationskodes immer dann, wenn sie den Eingriff a) vollständig beschreiben und b) die Kodierrichtlinien oder OPS-Hinweise nichts Gegenteiliges vorschreiben. Die gesammelte Verwendung der Einzel-OPS wäre falsch.

3.2.4 Mehrfachkodierung (DKR P003)

Mehrfachkodierung ist das Gegenstück zu der Idee der Einzel-/Kombinationskodes. Eigentlich beinhaltet ein OPS-Kode alle Teilaspekte einer Prozedur, und es gibt Kombinationskodes für häufig gemeinsam in einer Sitzung durchgeführte Prozeduren. In anderen Fällen jedoch gibt es für die einzelnen Teilaspekte einer Operation jeweils viele verschiedene Möglichkeiten. Wenn man jetzt versuchen würde, alle möglichen Kombinationen in jeweils einem gesonderten OPS-Kode abzubilden, dann würde u. U. eine sehr große Menge zusätzlicher Kodes entstehen. Deswegen kodiert man hier eben doch die einzelnen Teilaspekte gesondert.

So etwas Ähnliches (als Konzept) haben wir bereits für die ICD-Kodes in Zusammenhang mit Mehrfachkodierung und Doppelklassifizierung (Kreuz, Stern und Ausrufezeichen) kennengelernt. Für OPS-Kodes gibt es keine Kreuz/Stern/Ausrufezeichen. Hier können wir alles nacheinander ohne Verknüpfung kodieren.

Die Anwendung ist vielfältig und reicht von der Angabe des benutzten Materials über die Angabe der Technik bis hin zu kompletten Teilprozeduren. Dazu einige Beispiele:

Beispiel 24
Mehrfachkodierung von OPS

1-211	(Invasive präoperative Video-EEG-Intensivdiagnostik bei Epilepsie): Die Implantation der Elektroden ist gesondert zu kodieren (5-014.9, 5-028.20, 5-028.21) Der Zugang ist gesondert zu kodieren (5-010, 5-011)
5-154	(Andere Operationen zur Fixation der Netzhaut): Eine gleichzeitig durchgeführte Cerclage ist gesondert zu kodieren (5-152.2) Ein gleichzeitig durchgeführter Eingriff am Glaskörper ist gesondert zu kodieren (5-158, 5-159)
8-837.m-	(Einlegen eines medikamentenfreisetzenden Stents): Die Art der medikamentenfreisetzenden Stents ist gesondert zu kodieren (8-83b.0 ff.)

3.2.5 Versorgung intraoperativer Komplikationen (DKR P003)

Die Versorgung von intraoperativen Komplikationen wird gesondert kodiert. Dazu benutzen wir ganz normal zusätzlich die OPS-Schlüssel, die die entsprechenden Prozeduren zur Versorgung der Komplikationen am besten beschreiben. Ein OPS-Kode beinhaltet zwar alle Teilaspekte einer Operation/Prozedur, aber NICHT deren Komplikationen. Wir gehen grundsätzlich *nicht* davon aus, dass Komplikationen zu einer Operation dazugehören. Deswegen verschlüsseln wir deren Versorgung zusätzlich.

3.2.6 Nicht-vollendete/unterbrochene Prozeduren (DKR P004)

Die Kodierung nicht-vollständiger Prozeduren ist ein Mienenfeld. Wir erinnern uns: Wir kodieren nur, was wir gemacht haben. Was wir nicht beendet haben, haben wir – streng genommen – nicht gemacht. Man stelle sich vor, eine Baufirma würde ein Haus eben nur fast fertig bauen und uns dann aber das ganze Haus in Rechnung stellen.

Dennoch hatten wir (wie auch die Baufirma) einen teilweise nicht unerheblichen Einsatz an Ressourcen. Es wäre also umgekehrt auch nicht gerecht, die Leistung gar nicht zu bezahlen. Deswegen gibt es den OPS-Kode 5-995 (Vorzeitiger Abbruch einer Operation [Eingriff nicht komplett durchgeführt]). Er beinhaltet gleich fünf Regeln (s. u.), über deren Auslegung sich trefflich streiten lässt. Der Streit entsteht deswegen, weil der Zusatzkode 5-995 beim Gruppieren meist nicht verhindert, dass dieselbe DRG angesteuert wird, als hätte man ihn nicht kodiert. Damit wären wir dann wieder bei der Baufirma und dem fast fertigen Haus.

Meine Empfehlung für Kodiereinsteiger ist simpel: Setzen Sie sich mit Ihrem Medizincontrolling in Verbindung und lassen Sie sich die hausinterne Auslegung erklären. Damit Sie mitreden können, schauen wir uns die Regeln einmal an:

1. Wenn von einem laparoskopischen/endoskopischen Verfahren auf „offen chirurgisch" umgestiegen wird, schauen Sie im OPS-Katalog nach, ob es für den Umstieg einen eigenen Kode gibt. Es gibt dann zwei Möglichkeiten:

a) Gibt es einen spezifischen Kode für „Umsteigen auf offen chirurgisch" (z. B. 5-683.04 „Uterusexstirpation, Umsteigen endoskopisch – offen chirurgisch"), nehmen wir natürlich den.

b) Gibt es keinen spezifischen „Umsteigekode", so wird nur die offen chirurgische Prozedur kodiert.

Der Kode 5-995 ist bei Regel 1 selbstverständlich überflüssig und nicht zusätzlich zu kodieren. Das gilt insbesondere für die Regel 1b. Übrigens eignet sich die Wortkombination „Umsteigen offen chirurgisch" sehr gut als Suchbegriff, um entsprechende OPS-Kodes zu finden.

2. Gibt es einen spezifischen Kode für eine misslungene Prozedur, so ist dieser zu verwenden.

Auch hier dürfte bereits aus der Bezeichnung des OPS-Kodes klar sein, dass die 5-995 nicht zusätzlich kodiert wird. Allerdings gibt es nur wenige „misslungen"-Kodes, alle aus der Geburtshilfe:

Beispiel 25
Liste der OPS-Kodes für „misslungene Prozedur"
- misslungene Extraktion, Forzeps 5-733.0
- misslungene Zangenentbindung 5-733.0
- misslungene Vakuumextraktion 5-733.1
- misslungene innere Wendung 5-733.2
- misslungene Wendung kombiniert 5-733.3
- misslungene äußere Wendung, Fetus 8-510.1

---

3. Lässt sich die bisher erbrachte Teilleistung mit dem OPS-Kode kodieren, so wird nur die Teilleistung kodiert.

Hier kann die erste Unsicherheit entstehen. Es ist – insbesondere für Einsteiger (und noch einmal mehr für nicht-ärztliche Einsteiger) – nicht immer einfach, eine kodierbare Teilleistung zu definieren und dafür den richtigen OPS-Kode zu finden. Oberste Regel: um Rat fragen!

Zum Verständnis ein Beispiel: Ein Darmtumor soll mittels partieller Darmresektion (5-455.-) entfernt werden. Nach Eröffnung des Bauchraums stellt der Chirurg einen inoperablen Zustand fest und macht wieder zu. Da wir nicht einmal angefangen haben zu resezieren, brauchen wir uns über die Kodierung dieses Eingriffs gar nicht erst zu unterhalten. Es gibt aber eine vollständig erbrachte Teilleistung: 5-541.- (Laparotomie und Eröffnung des Retroperitoneums) – und die kodieren wir auch, selbstverständlich ohne 5-995.

4. Wird eine Prozedur nahezu vollständig erbracht, so wird sie ohne Zusatzkode 5-995 kodiert.

Diese Regel ist Grund für den vorprogrammierten Streit – oder würden Sie ein nahezu vollständig gebautes Haus vollständig bezahlen wollen? Medizinisch kann das Sinn machen, da nahezu vollständige Leistungen unter Umständen auch das gewünschte Ergebnis bringen. Außerdem hatten wir bei nahezu vollständigen Leistungen auch nahezu vollständigen Material- und Personalaufwand, und den rechnen wir letztlich über die DRG ab. Aber dennoch: Was genau ist „nahezu vollständig"?

5. In allen anderen Fällen ist die geplante, aber nicht komplett durchgeführte Prozedur zu kodieren und zusätzlich der OPS-Kode 5-995 anzugeben.

Sie sehen das Problem: Es gibt diesen Zusatzkode und gleich vier von fünf Regeln, wann wir ihn eben nicht benutzen dürfen. Deswegen auch mein klarer Tipp: Fragen Sie die, die es hinterher ausbaden müssen – wenigstens den Operateur oder eben Ihr Medizincontrolling. Insbesondere der Unterschied zwischen einer Prozedur, für die Regel 3 gilt, und einer Prozedur, für die Regel 5 gilt, erfordert doch ein gutes Fachwissen.

3.2.7 Multiple Prozeduren (mehrfach die gleiche Prozedur) (DKR P005)

Bei Mehrfachkodierung wird eine medizinische Maßnahme über mehrere Schlüssel für die einzelnen (Teil-)Prozeduren erfasst. (siehe Kapitel „Mehrfachkodierung und Doppelklassifizierung") Im Gegensatz dazu geht es bei „multiplen Prozeduren" um eine Prozedur, die multipel (= mehrfach) während desselben Aufenthalts gemacht wurde.

Es gibt eine einfache Regel: Wenn wir etwas machen, kodieren wir es – wenn wir etwas noch einmal machen, kodieren wir es noch einmal. Es wird nicht gesammelt.

Aber natürlich gibt es keine Regel ohne Ausnahme – in diesem Fall gleich zwei Ausnahmen. Zum einen werden multiple Biopsien oder ähnlich aufwändige Prozeduren, die bezüglich der Lokalisation an gleicher Stelle kodiert werden, nur einmal kodiert. Ein Beispiel dafür wäre die Exzision von zwei gleichartigen Hautläsionen am Rücken.

Zum anderen werden bestimmte Prozeduren zwar nur einmal kodiert, dafür aber gezählt und die Summe (also die Gesamtgröße, die Gesamtzeit oder die Gesamtanzahl) im OPS-Kode verschlüsselt. Auf diese „Summenkodes" werden wir noch einmal gesondert zurückkommen.

Beispiel 26
Nur einmal zu kodierende Prozeduren

- Verband bei großflächigen und schwerwiegenden Hauterkrankungen (8-191)
- Applikation von Medikamenten und Nahrung (8-01)
- Diagnostische perkutane Punktion der Pleurahöhle (1-844)
- Therapeutische perkutane Punktion von Organen des Thorax, Pleurahöhle (8-152.1)
- Diagnostische (perkutane) Punktion und Aspiration der Bauchhöhle, Aszitespunktion (1-853.2)
- Therapeutische perkutane Punktion der Bauchhöhle (8-153)
- Spülung (Lavage) (8-17)
- Entfernung von erkranktem Gewebe an Haut und Unterhaut ohne Anästhesie (im Rahmen eines Verbandwechsels) bei Vorliegen einer Wunde (8-192)
- Lagerungsbehandlung (8-390)
- Frührehabilitative Komplexbehandlung (8-55)
- Physikalisch-therapeutische Einzelmaßnahmen (8-56)
- Elektrostimulation, Elektrotherapie und Dauer der Behandlung durch fokussierten Ultraschall (8-63 bis 8-66, außer 8-630.3)

- Offenhalten der oberen Atemwege (8-700)
- Sauerstoffzufuhr bei Neugeborenen (8-720)
- Schmerztherapie (8-91)
- Patientenmonitoring (8-92 bis 8-93) – CAVE: nur dann zu kodieren, wenn es sich um eine intensivmedizinische Überwachung oder Behandlung handelt und wenn es nicht Komponente einer anderen Prozedur (z. B. Beatmung, Narkose) ist!
- Phoniatrische und pädaudiologische Komplexbehandlung (9-31)
- Psychosoziale, psychosomatische und neuropsychologische Therapie (9-40, außer 9-403)

3.2.8 Summenkodes (Prozeduren, unterschieden auf der Basis von Größe, Zeit oder Anzahl) (DKR P012)

Einige der Prozeduren werden in Hinblick auf Größe, Zeit oder Anzahl unterschieden. Das bedeutet, dass der jeweilige OPS-Kode an der letzten Stelle die Menge oder die Zeit der Prozedur enthält, wobei diese Mengenangabe manchmal auch „sprungfix" – also in Mengenkategorien erfolgt. So wird z. B. nicht jedes Erythrozytenkonzentrat einzeln verschlüsselt, sondern es wird in Gruppen gezählt (z. B. 8-800.c3: Transfusion von 16 bis 23 Erythrozytenkonzentraten).

Diese Prozeduren werden nur einmal pro Aufenthalt kodiert. Die Mengen- bzw. Zeitangaben werden einfach addiert und der entsprechende OPS-Kode ausgewählt. Aus pragmatischen Gründen datiert man diesen Kode auf das Datum der ersten Leistung (z. B. die Gabe des ersten Erythrozytenkonzentrats), auch wenn die anderen/weitere Maßnahmen erst an späteren Terminen stattfanden. Neben den oben aufgeführten Transfusionen und Infusionen gilt das z. B. auch für Beatmungsstunden.

Es versteht sich von selbst, dass wir nur die tatsächlich verabreichte Menge kodieren.

Beispiel 27
Prozeduren, die jeweils nur einmal pro stationärem Aufenthalt als Summe zu kodieren sind

- Applikation von Medikamenten (6-00)
- Maschinelle Beatmung und Atemunterstützung über Maske oder Tubus (8-71)
- Transfusionen von Vollblut, Erythrozytenkonzentrat und Thrombozytenkonzentrat (8-800)
- Transfusion von Leukozyten (8-802)
- Transfusion von Plasma, Plasmabestandteilen und Infusion von Volumenersatzmitteln (8-81)

3.2.9 Re-Operation (DKR P013)

Manchmal wird an einer Stelle mehrmals operiert. Grundsätzlich ist es dabei nicht wichtig, ob das a) sofort, z. B. bei postoperativen Komplikationen, b) im Intervall aus gleichem Grund, z. B. bei Rezidiven, oder aber c) an gleicher Stelle aus einem ganz anderen Grund erfolgt.

Als Erstes schlagen wir im OPS-Katalog nach, ob diese erneute Operation einen eigenen Kode hat. Gibt es einen, nehmen wir natürlich den. Dann brauchen wir keine zusätzlichen Kodes.

Gibt es keinen gesonderten Kode für den Re-Eingriff, kodieren wir den Eingriff ganz normal und geben einen Zusatzkode an, um ihn als Re-Eingriff zu kennzeichnen. Bei diesen Zusatzcodes gibt es für einige Operationsgebiete gesonderte Zusatzkodes (z. B. 5-559.3 „Revisionsoperation an der Niere"), für andere nicht. Falls nicht kodieren wir zusätzlich die unspezifische 5-983 (Re-Operation).

3.2.10 Nicht-kodierbare Prozeduren (DKR P014)

Manche Prozeduren sucht man im OPS-Katalog vergebens. Diese kann man dann natürlich nicht kodieren. Es ist allerdings auch keineswegs notwendig, alle Prozeduren bis ins Kleinste für den jeweiligen Aufenthalt zu erfassen. Bei der finanziellen Bewertung der DRG werden nämlich alle Budgetdaten der sogenannten Kalkulations-Krankenhäuser erfasst und „eingepreist". Deswegen ist der „normale" Aufwand für z. B. Blutentnahmen, EKG oder körperliche Untersuchung bereits in der DRG enthalten. Darüber hinaus enthalten einzelne DRGs dann noch bestimmte spezifische Standardleistungen, die für die jeweilige Erkrankungsgruppe quasi immer erbracht werden. Als Beispiel hierfür seien die Röntgenaufnahme bei der Fraktur oder die intravenöse Antibiose bei schweren Infekten genannt.

Natürlich ist es vorstellbar, dass diese Standards sich im Laufe der Zeit ändern. Dazu heißt es in den Kodierrichtlinien: „Verfahren, die sich bei der Entwicklung der DRGs doch als gruppierungsrelevant herausstellen sollten, werden im Rahmen der Pflege des OPS und der Kodierrichtlinien berücksichtigt.".

Hier noch weitere Beispiele für nicht-kodierbare Prozeduren:

Beispiel 28
Nicht-kodierbare Prozeduren

- Gipsverbände mit Ausnahme aufwändiger Gipsverbände (8-310)
- Verbände, außer bei großflächigen und schwerwiegenden Hauterkrankungen (8-191)
- Kardioplegie
- Kardiotokographie (CTG)
- Medikamentöse Therapie mit folgenden Ausnahmen:
  - bei Neugeborenen
  - nicht-antibiotische Chemotherapie
  - systemische Thrombolyse
  - Immunglobulingabe
  - Gabe von Gerinnungsfaktoren
  - Andere Immuntherapie (8-547)
  - antiretrovirale Therapie
  - Medikamente aus 6-00
- Echokardiographie
- Ruhe-EKG
- Langzeit-EKG
- Belastungs-EKG
- 24-Stunden-Blutdruckmessung

- Legen einer Magensonde
- Legen eines transurethralen Blasenkatheters
- Subkutane Medikamentengabe, z. B. Heparin
- Blutentnahme
- Aufnahme- und Kontrolluntersuchung
- Visite
- Konsiliaruntersuchung
- Konventionelle Röntgenuntersuchungen
- Lungenfunktionstest mit Ausnahme von pneumologischen Funktionsuntersuchungen (1-71)
- Blutgasanalyse in Ruhe
- Atemgasanalyse
- Sonographien mit Ausnahme der Endosonographie und der komplexen differentialdiagnostische Sonographie mit digitaler Bild- und Videodokumentation

4 Kodieranleitung – spezieller Teil oder: die Anwendung

4.1 Der Weg zur richtigen DRG

Nachdem wir die Regeln kennengelernt haben, mit denen wir eine Krankenakte in ICD- und OPS-Kodes übersetzen, müssen wir uns jetzt darüber unterhalten, wie wir denn an die richtigen Kodes auch herankommen. Man könnte sagen: Wir kennen jetzt die Grammatik, jetzt brauchen wir noch eine Bedienungsanleitung für die verschiedenen Wörterbücher (= Kataloge).

Eines können Sie mir getrost glauben: Wirklich niemand spricht diese „Sprache" ohne Wörterbücher. Gute Kodierer kennen vermutlich nicht einmal mehr „Vokabeln" (also Kodes) als andere, aber sie kennen die Wege besser, auf denen man suchen kann.

4.1.1 Die gängigen Abkürzungen

Bei der Suche in den verschiedenen Katalogen und Verzeichnissen stößt man immer wieder auf Abkürzungen. Um Ihnen im Vorfeld schon einmal das Leben (Lesen) zu erleichtern, hier eine kurze Liste der gängigsten:

- ADRG Basis-DRG; Adjacent Diagnosis Related Group
- AN-DRG Australian National Diagnosis Related Group
- AR-DRG Australian Refined Diagnosis Related Group
- CC Komplikation oder Komorbidität; Complication or Comorbidity
- CCL Schweregrad einer Komplikation oder Komorbidität; Complication or comorbidity level
- DKR Deutsche Kodierrichtlinien
- DMB Dauer der maschinellen Beatmung
- DRG Diagnosebezogene Fallgruppe; Diagnosis Related Group
- G-DRG German Diagnosis Related Group
- GST Grouper-Status-Kode
- HD Hauptdiagnose
- ICD-10-AM International Statistical Classification of Diseases and Related Health Problems, 10th Revision, Australian Modification
- ICD-10-GM Internationale statistische Klassifikation der Krankheiten und verwandter Gesundheitsprobleme, 10. Revision, German Modification
- InEK Institut für das Entgeltsystem im Krankenhaus GmbH
- MDC Hauptdiagnosegruppe; Major Diagnostic Category
- ND Nebendiagnose
- NonOR Nicht-operativ; Non-operating Room
- OPD Datum des Operationenschlüssels nach § 301 SGB V
- OPS Operationen- und Prozedurenschlüssel – Internationale Klassifikation der Prozeduren in der Medizin
- OR Operativ; Operating Room
- PCCL Patientenbezogener Gesamtschweregrad; Patient Clinical Complexity Level

- Prä-MDC Den MDCs vorgeschaltete Hauptdiagnosegruppe
- VWD Verweildauer

4.1.2 Wie suche ich einen ICD- oder OPS-Kode?

Es ist eigentlich egal, ob man einen ICD- oder einen OPS-Kode sucht. Der Weg bzw. die Strategie ist identisch, nur die „Wörterbücher" sind anders. Im Falle eines ICD-Kodes sind dies die ICD-Kataloge, für den OPS-Kode eben die OPS-Kataloge.

Wie bereits erwähnt, gibt es diese Kataloge immer doppelt – einmal als alphabetisch (= anhand der Krankheiten/Prozeduren) geordnetes Werk und einmal als systematisch (= anhand der Kodes) geordnetes. Bei der Suche benutzt man eigentlich immer beide, außer das Ergebnis ist so offensichtlich, dass man sich die Gegenprobe sparen kann.

Wir beginnen immer mit dem alphabetischen Verzeichnis. Dort sind die Krankheiten/Prozeduren alphabetisch sortiert und der jeweilige (ICD- oder OPS-) Kode steht daneben. Die meisten Krankheiten/Prozeduren sind mehrfach aufgeführt. Das kommt daher, dass es vielfach verschiedene Bezeichnungen und umgangssprachliche Ausdrücke für dieselbe Sache gibt, oder aber die logische Trennung zusammengesetzter Wörter zu verschiedenen Kombinationen führt. So findet man die PTCA (perkutane transluminale Koronarangioplastie) sowohl unter „Angioplastie, perkutan-transluminal" als auch unter „Ballonangioplastie", und selbst unter „perkutan-transluminal" gibt es noch den Hinweis „siehe jeweilig durchgeführter Eingriff". Dieses Beispiel verdeutlicht auch gleich, dass wir keinesfalls nach einem erfolglosen Suchversuch aufhören dürfen, sondern immer auch die alternativen Begriffe suchen müssen.

Bleiben wir beim Beispiel der PTCA. Wenn wir im alphabetischen Verzeichnis nach PTCA suchen, finden wir „PTC" und danach „PTE". Da es also PTCA im alphabetischen Suchverzeichnis nicht gibt, nehmen wir uns die Alternativen vor. Weiter geht's mit „perkutan-transluminal" – wenn schon die Abkürzung (PTCA) nicht aufgeführt ist, dann eben ausgeschrieben. Hier werden wir wenigstens überhaupt fündig – leider nur mit dem Hinweis „siehe jeweilig durchgeführter Eingriff". Das wäre dann die Koronarangioplastie. Im Verzeichnis folgt auf „Koronarangiographie" die „Koronararterie" – also wieder daneben. Wenn man jetzt ein wenig nach unten weiter liest, folgt bereits in der nächsten Zeile „Angioplastie, perkutan-transluminal 8-837.00". Da man aber nicht immer so viel Glück hat, weiter auf dem formalen Weg.

Weil wir also in der „normalen" Reihenfolge der Wörter nicht fündig geworden sind, zerlegen wir die Wortgruppe in das Hauptwort und die einzelnen Nebenwörter. So wird dann aus „Koronarangioplastie" die „Angioplastie, koronar". Jeder, der schon einmal mit Lagerverwaltungssoftware oder Buchhaltungssoftware zu tun hatte, wird diese Art Logik wiedererkennen.

In der Tat – „Angioplastie" gibt es. Die nächsten Zeilen beginnen alle mit (mindestens) einem Bindestrich. Dieser bedeutet, dass wir eine Gliederungsebene tiefer steigen, aber stets bei demselben Hauptwort bleiben (hier: Angioplastie). Der Bindestrich steht somit für die nächsthöhere Gliederungsebene – in unserem Fall steht damit der erste Bindestrich immer für „Angioplastie". Das tut er solange, bis in der Liste wieder ein Wort ohne Bindestrich auftaucht. Wenn wir jetzt unter „Angioplastie" die Liste der Wörter mit einem Strich davor hinuntergehen, kommen wir zu „- perkutan-transluminal, Koronararterie 8-837.00". Vollständig (= ohne Strich) heißt das also: „Angioplastie, perkutan-transluminal, Koronararterie 8-837.00". Zur Verdeutlichung des eben Gesagten hier das Beispiel im Original aus dem alphabetischen OPS-Katalog:

Beispiel 29
Auszug aus dem alphabetischen OPS-Katalog des Jahres 2015

Quelle: OPS Version 2015 – Alphabetisches Verzeichnis, herausgeben vom Deutschen Institut für Medizinische Dokumentation und Information, DIMDI.

Wir sehen direkt darunter noch eine Zeile, die mit zwei Bindestrichen beginnt („– – mehrere 8-837.01"). Dies ist offensichtlich die nächsttiefere Gliederungsebene zu „Angioplastie, perkutan-transluminal, Koronararterie". Wir ersetzen alle Bindestriche und bekommen „Angioplastie, perkutan-transluminal, Koronararterie, mehrere 8-837.01".

Natürlich wissen wir aus den Akten, ob wir eine oder mehrere Koronararterien mittels PTCA versorgt haben (und bedenken dabei, dass es hier um *eine* Sitzung geht – siehe Kapitel „Multiple Prozeduren (mehrfach die gleiche Prozedur) (DKR P005h)") und entscheiden uns für den entsprechenden Kode.

Diesen Kode nehmen wir und machen im systematischen Verzeichnis die Gegenprobe. Da im systematischen Verzeichnis die Nummern aufsteigend sortiert sind, finden wir z. B. die 8-837.00 relativ schnell.

Erst hier finden wir zu dem jeweiligen Kode die spezifischen Hinweise, Inklusiva (= was gehört dazu) und Exklusiva (= was dieser Kode nicht kodiert). So erfahren wir z. B., dass die PTCA eines Bypassgefäßes auch unter diesen Kode fällt und lesen den Hinweis auf gesonderte Kodierung des Embolieprotektionssystems und der Art/Anzahl der möglicherweise verwandten medikamentenfreisetzenden bzw. antikörperbeschichteten Ballons. Natürlich würde dieses Vorgehen auch für ICD völlig identisch funktionieren. Zur Verdeutlichung hier noch einmal das Beispiel im Original aus dem systematischen OPS-Katalog:

Beispiel 30

Auszug aus dem systematischen OPS-Katalog des Jahres 2015

8-837 Perkutan-transluminale Gefäßintervention an Herz und Koronargefäßen

Hinw.: Die Anwendung eines Embolieprotektionssystems ist gesondert zu kodieren (8-83b.9)
Ein Kode aus diesem Bereich ist auch zu verwenden, wenn eine der aufgeführten Prozeduren im Rahmen einer Hybridchirurgie eingesetzt wird

8-837.0 Angioplastie (Ballon)

Inkl.: Bypassgefäß

Hinw.: Die Art und die Anzahl der verwendeten medikamentenfreisetzenden Ballons sind gesondert zu kodieren (8-83b.b)
Die Art der verwendeten antikörperbeschichteten Ballons ist gesondert zu kodieren (8-83b.b1)

.00 Eine Koronararterie

.01 Mehrere Koronararterien

8-837.1 Laser-Angioplastie

Inkl.: Bypassgefäß

.10 Eine Koronararterie

.11 Mehrere Koronararterien

Quelle: OPS Version 2015 – Systematisches Verzeichnis, herausgeben vom Deutschen Institut für Medizinische Dokumentation und Information, DIMDI.

Es gibt aber noch einen weiteren Vorteil der Gegenprobe im systematischen Verzeichnis. Hier sehen wir die Kodes noch einmal vollständig ausgeschrieben und können uns überlegen, ob wir das wirklich gemeint haben. Außerdem können wir ober- und unterhalb des eigentlichen Kodes gucken, was sonst noch in dieser Gruppe kodiert wird. Hier sehen wir dann unter Umständen, ob wir bei scheinbar richtiger Bezeichnung auch wirklich in der richtigen Gruppe sind. Wir erkennen auch, ob es nicht sogar in derselben Gruppe bessere Alternativen gibt.

Als Beispiel würden wir so gegebenenfalls entdecken, dass uns die Suche nach dem Hämoperikard zur S26.0 (Traumatisches Hämoperikard) geführt hat, S-Kodes aber offensichtlich Verletzungen kodieren. Auch wenn das Hämoperikard Folge einer Ventrikelruptur war, so wollten wir doch eigentlich den Kode I23.0 „Hämoperikard als akute Komplikation nach akutem Myokardinfarkt" verschlüsseln.

Für unsere Angioplastie können wir an dieser Stelle kurz die anderen Koronarinterventionen durchsehen und so unter Umständen feststellen, dass die PTCA mit einem „cutting-balloon" einen eigenen Kode hat, nämlich die 8-837.q (Blade-Angioplastie [Scoring- oder Cutting-balloon]).

Diese Gegenprobe kann man auch zur Zeitersparnis nutzen, indem man im alphabetischen Verzeichnis nur einen Kode sucht, der „grob" passt und dann diesen Kode im systematischen Verzeichnis „fine-tuned". In der Zusammenfassung heißt das also:

Beispiel 31
Wie suche ich einen ICD-/OPS-Kode händisch?

1. Suchbegriff in sinnvolle Teilwörter zerlegen
2. im alphabetischen Verzeichnis den Begriff selbst oder seine Teilwörter suchen
3. mit dem gefundenen Kode im systematischen Verzeichnis die Gegenprobe machen, ob er wirklich passt
4. im systematischen Verzeichnis die Inklusiva/Exklusiva und Hinweise zur Mehrfachkodierung beachten

4.1.3 Selbst nachschlagen oder suchen im Kodiertool?

Für die meisten von uns wird ein Kodiertool der schnellere Weg sein. Wenn man einmal verstanden hat, wie genau der Ablauf einer händischen Suche ist, wird man auch wesentlich besser mit dem Kodiertool umgehen.

Auch mit einem Kodiertool gehen wir die vier Schritte aus der Liste von Beispiel 31 durch. Man muss sich dabei im Klaren darüber sein, dass der Geschwindigkeitsvorteil eines Kodiertools nur darin liegt, dass wir nicht mehr selbst blättern. Damit wird Schritt 2 verkürzt – alles andere bleibt. Der Preis für diese Geschwindigkeit ist aber, dass wir während der Suche im alphabetischen Verzeichnis nicht mehr schnell ober- und unterhalb des Suchbegriffes gucken können. In dem Beispiel „PTCA" von vorhin wären wir bereits bei der (erfolglosen) Suche nach „Koronarangioplastie" unter „Koronararterie" fündig geworden.

Bei Benutzung eines Kodiertools sind wir also wesentlich abhängiger von der Qualität unserer (selbst gewählten) Suchbegriffe und der Qualität der Thesaurus-Funktion des Tools. Andererseits können wir die Geschwindigkeit des Rechners hier für die oben vorgeschlagene Strategie zur Zeitersparnis nutzen:

Beispiel 32
Zeiteffizientes Suchen eines ICD-/OPS-Kodes mittels Kodiertool

1. Suchbegriff in sinnvolle Oberbegriffe zerlegen
2. im alphabetischen Verzeichnis einen Oberbegriff grob suchen
3. mit einem halbwegs passenden Kode im systematischen Verzeichnis des Kodiertools die Kodeliste der entsprechenden Gruppe aufschlagen
4. passenden Kode aus dieser Liste raussuchen (fine-tuning)
5. im systematischen Verzeichnis die Inklusiva/Exklusiva und Hinweise zur Mehrfachkodierung beachten

Gelegentlich wird es trotzdem Sinn machen, selbst im Katalog zu blättern. Das ist z. B. dann der Fall, wenn unsere gewählten Suchbegriffe im Thesaurus des Kodiertools überhaupt nicht zu einem sinnvollen Ergebnis führen. Dann kommt der Vorteil einer gedruckten alphabetischen Liste ohne die Einschränkung einer Vorauswahl durch das Kodiertool zum Tragen.

4.1.4 Wie entsteht die DRG?

Die Entstehung einer DRG aus den gewählten Kodes ist ein relativ komplexer Vorgang, den eigentlich niemand per Hand erledigt. Dazu gibt es die Grouper-Software. Der Zertifizierungsablauf stellt sicher, dass alle Grouper bei gleichen Kodes auch zur gleichen DRG gelangen. Die qualitativen (und natürlich finanziellen) Unterschiede zwischen den einzelnen Programmen liegen in der Bedienerfreundlichkeit der Oberfläche, einigen zusätzlichen Hilfsprogrammen und natürlich in der Qualität der oben beschriebenen Thesaurusfunktion. Der Groupier-Algorithmus selbst ist in den Definitionshandbüchern vollständig beschrieben und sogar graphisch anhand der Ja/Nein-Entscheidungsbäume dargestellt.

Man sollte eine grundsätzliche Vorstellung davon haben, was eigentlich passiert, wenn man den Button „Groupieren/Gruppieren" drückt. Das hilft auf jeden Fall für das Verständnis, warum bestimmte Kodierungen Anlass zur MDK-Prüfung geben und andere – mitunter sehr ähnliche – eben nicht. Außerdem hilft es bei der Vermeidung von ungerechtfertigten Up-Coding-Vorwürfen.

Der DRG-Grouper arbeitet mit den folgenden Datenelementen: Diagnosen (also ICD-Kodes), Prozeduren (also OPS-Kodes), Prozeduren-Datum, Geschlecht, Alter, Aufnahmeanlass, Aufnahmegrund, Entlassungsgrund, Verweildauer, Urlaubstage, Aufnahmegewicht, Status der Verweildauer ein Belegungstag sowie Dauer der maschinellen Beatmung.

Der Grouper führt die einzelnen Aufgaben in der folgenden Reihenfolge aus:

1. Überprüfung demografischer und klinischer Merkmale
Das ist im Wesentlichen eine Plausibilitätsprüfung: Passt das Alter? Ist die angegebene Hauptdiagnose überhaupt als Hauptdiagnose zugelassen? (Wir erinnern uns: Stern-Diagnosen können keine Hauptdiagnose sein.) Gibt es offensichtliche Geschlechtskonflikte? (Prostatakarzinome sind bei Frauen insgesamt eher seltener) usw.

2. MDC-Zuordnung
Die MDC-Zuordnung erfolgt anhand der Hauptdiagnose. Damit verstehen wir die Wichtigkeit einer korrekten Hauptdiagnose. Sie ist die erste Abfrage im Groupier-Algorithmus. Irren wir uns hier, werden bestimmte DRGs erst gar nicht erreicht.

3. Prä-MDC-Verarbeitung
Hier (und nur hier) wird u. U. der Schritt 2 wieder rückgängig gemacht. Prä-MDC enthalten sehr kostenintensive DRGs (wie z. B. die Beatmungs-DRGs, die ja quasi immer eine andere Hauptdiagnose haben als „Beatmung"). Diese werden hier gefiltert. Außerdem wird in einigen Fällen die MDC eben doch nicht ausschließlich über die Hauptdiagnose definiert – Beispiele dafür sind die MDC 15 (Neugeborene), die MDC 18A (HIV) und die MDC 21A (Polytrauma).

4. MDC-Partitionierung
Nach der Zuweisung der MDC in Schritt 2 wird der Fall jetzt einer von drei überhaupt möglichen (operativen, medizinischen oder „anderen") Partition innerhalb dieser MDC zugeordnet. Dies hängt hauptsächlich vom Vorhandensein oder Fehlen von Prozeduren ab. Nicht alle MDCs weisen jedoch alle drei Partitionen auf.

5. Zuordnung zur Basis-DRG
Anhand der erwähnten komplexen Ablaufdiagramme wird jetzt innerhalb der Partition der zugewiesenen MDC die Basis-DRG bestimmt. Hier sind besonders die Nebendiagnosen von besonderer Bedeutung. Ab hier ändert sich nur noch der letzte Buchstabe, also die Feinstufung der Fallschwere.

6. Zuordnung von CCL und PCCL
Hier gelten nur noch die Nebendiagnosen. Jede Nebendiagnose erhält ein CCL (sehr oft allerdings die „0") und am Ende werden alle CCLs nach einer ziemlich komplexen Formel verrechnet und ergeben den PCCL der DRG.

7. DRG-Zuordnung
Am Ende dieses Prozesses steht dann unsere DRG fest, also z. B. die DRG C04B (Hornhauttransplantation ohne extrakapsuläre Extraktion der Linse (ECCE), ohne Amnionmembranaufnähung, Alter > 15 Jahre). Sie bestimmt jetzt den Erlös, aber auch die anderen relevanten Parameter wie die verschiedenen Verweildauern und Zu-/Abschläge.

4.2 Übungsfälle

Zum Abschluss noch vier Übungsfälle, um das Erlernte auch praktisch umzusetzen. Sie sind bewusst komplex angelegt und natürlich so konstruiert, dass die jeweiligen Kodierrichtlinien passen. Das schützt selbstverständlich nicht vor Interpretationsmöglichkeiten. Hier geht es aber nicht um absolute Wahrheiten, sondern um das Verständnis der Regeln.

Sollten Sie also die eine oder andere Kodierentscheidung in den Falllösungen anders sehen und das auch begründen können, wäre der Zweck dieses Buches restlos erfüllt. Nach Lektüre dieses Buches sollten Sie ja gerade in der Lage sein, die Grundlagen Ihres Handwerks zu verstehen – Anlass zur Diskussion gibt es immer. Es würde mich also freuen, Sie bis auf diese Stufe begleitet zu haben!

Die jeweils mit aufgeführten Ergebnisse des Groupers beziehen sich auf die Version 2015. Wenn Sie also den Gruppiervorgang zur Ermittlung der DRG nachvollziehen wollen, dann müssen Sie sicherstellen, dass Ihr Grouper und seine Kataloge auf die Version 2015 eingestellt sind. In den Beispielen selbst ist alles auf „Fach-Chinesisch" – damit werden Sie in Zukunft klarkommen müssen. Was Sie nicht kennen, sollten Sie im Internet oder in Lexika nachschlagen. Eine erste Hilfe hierfür ist die Link-Sammlung am Ende dieses Buches.

Bevor wir jetzt loslegen, sei noch einmal an die essentiellen Grundlagen der Kodiertätigkeit erinnert:

1. Keine Diagnose ohne Mehraufwand, keine Prozedur ohne Durchführung!
Folgt man diesem Satz, umschifft man schon die gröbsten Fehler der Verschlüsselung.

2. Nicht zu kompliziert denken!
Die meisten Basisfragen lassen sich durch kompromissloses Ja/Nein der gelernten Entscheidungshilfen beantworten. Die Betonung liegt dabei auf kompromisslos – zu viel „ja, aber" führt nicht weiter und lenkt nur vom Ziel ab.

3. Kein Kodieren ohne vollständige Unterlagen!
Manches steht eben nicht explizit im Arztbrief – der Pflegeaufwand z. B. fast grundsätzlich nicht. Auch ergeben sich einige Kodes oft aus der Kombination von Testergebnis und Pflegekurve, z. B. die Relevanz einer Hypokaliämie.

4.2.1 Der internistische Patient

Der Fall
Eine 77-jährige Patientin stellt sich am Samstag um 22:00 Uhr in der Notambulanz vor. Seit sieben Tagen hat sie zunehmend Luftnot und war deswegen am Freitag bei Ihrem Hausarzt. Dieser hat ihr Blut abgenommen und eine Überweisung für ein Röntgen-Thorax mitgegeben. Darauf steht „Verdacht auf Infekt-exazerbierte COPD". Da die Luft zunehmend schlechter wird, möchte sie das Röntgen jetzt in der Notaufnahme machen lassen. Am Freitag habe sie es nicht mehr zum Radiologen geschafft. Bislang sei die Patientin mit zweimal täglich „Asthma-Spray" recht gut klargekommen. Sie klagt nicht über produktiven Husten und die Temperatur beträgt 37,0 °C.

Bei der Patientin ist ein medikamentös eingestellter Diabetes mellitus Typ 2 bekannt, die Niere sei deswegen auch „etwas schlechter". Sie nimmt Medikamente gegen Hypertonus und zur Cholesterinsenkung. Bei einer Größe von 160 cm wiegt sie 99 kg ohne Veränderung in den letzten Wochen.

Da die Patientin ausgeprägt spastisch wirkt, inhaliert sie im Laufe der Nacht dreimal, allerdings nur mit mäßigem Erfolg. Der Röntgen-Thorax zeigt keine Stauung, keine Infiltrate, keine Ergüsse oder sonstige Auffälligkeiten bis auf einen „COPD-typischen Aspekt". Im Aufnahmelabor finden sich normale Leukozyten und ein grenzwertiges CRP, das Kreatinin ist bei 3,4 mg/dl, der Harnstoff bei 121 mg/dl. Sie wird mit den Diagnosen „Nierenversagen/exazerbierte COPD" stationär aufgenommen.

Da sie in den folgenden 24 Stunden gar nichts mehr ausscheidet und die Retentionsparameter weiter steigen, wird Sie an Tag 2 und 4 jeweils für vier Stunden dialysiert. Nach Intensivierung der anti-obstruktiven Medikation verbessert sich die FEV1 an Tag 3 von 25 % Soll auf 55 %, und der Patientin geht es wieder gut. An Tag 5 setzt unter Lasix-Stimulation die Diurese wieder ein. Dafür ist jetzt das Kalium bei 5,5 mmol/l. Dies wird engmaschig kontrolliert. Es steigt nicht weiter, sondern fällt zusammen mit dem Kreatinin kontinuierlich ab, sodass an Tag 7 der Lasix-Perfusor gegen Tabletten ausgetauscht wird. Vom Hausarzt kommt die Information, dass die Patientin seit mehreren Jahren eine bekannte diabetische Nephropathie habe und das Kreatinin über das komplette letzte Jahr hinweg immer „so um 1,2 bis 1,3" sei. An Tag 8 ist die Patientin wieder auf ihrer Normaldosis Lasix und auch die Lungenfunktion ist stabil. Sie wird entlassen. Im Entlasslabor betragen das Kalium 4,5 mmol/l, das Kreatinin 1,3 mg/dl und der Harnstoff 57 mg/dl.

Die Fragen
1. Was ist die Hauptdiagnose?
2. Welche Nebendiagnosen notieren Sie?
3. Welche Prozeduren notieren Sie?

Die Auflösung

1. Hauptdiagnose:

N17.93 (Akutes Nierenversagen, nicht näher bezeichnet, Stadium 3) ODER **J44.10** (Chronische obstruktive Lungenkrankheit mit akuter Exazerbation, nicht näher bezeichnet; FEV1 < 35 % des Sollwertes)

Ein Beispiel für „konkurrierende Hauptdiagnosen". Rein medizinisch hätten wir die Patientin sowohl wegen des Nierenversagens als auch wegen der COPD aufgenommen. Hier wird es uns sogar noch leichter gemacht, weil netterweise der Aufnahmearzt beide Diagnosen als Aufnahmegrund benannt hat. Zur Begründung der Kodes:

Da wir keinen Infekt nachweisen konnten, können wir die Verdachtsdiagnose „Infekt-exazerbierte COPD" des Hausarztes nicht kodieren, dafür aber die „akut exazerbierte COPD". Hier haben wir sogar den Wiederanstieg der Lungenfunktionsparameter (FEV1 im Verlauf) auf das patientenbezogene Normalniveau dokumentiert.

Bezüglich des akuten Nierenversagens wissen wir leider nur, dass es eins ist. Eine nähere Klassifizierung (schauen Sie im ICD-Katalog mal die Kodiermöglichkeiten der N17.- durch) erfolgt nirgends, sodass selbst die N17.8- (sonstige) nicht funktioniert. Nach DKR D009 bleibt also nur die N17.9-. Dadurch, dass wir dialysieren mussten, erscheint an letzter Stelle die „3".

2. Nebendiagnosen:

N18.3 (Chronische Nierenkrankheit, Stadium 3; Glomeruläre Filtrationsrate 30 bis unter 60 ml/min/1,73 m² Körperoberfläche) – es stellen sich 2 Fragen: a) Stadium? und b) chronisch?

Zu a) Rechnen Sie einfach mit einem Nierenfunktions-Rechner aus dem Krea vom Hausarzt und dem Entlasslabor nach. Solche Rechner gibt es im Internet unter dem Suchbegriff GFR/MDRD-Rechner viele, und je nach verfügbaren Laborparametern können Sie zwischen Formeln unterschiedlicher Komplexität wählen. Sehen Sie sich z. B. folgende Links an:

- http://nierenrechner.de/egfr-rechner/aus-krea.html
- http://www.labor-limbach.de/Vereinfachte-MDRD-Fo.220.0.html

Zu b) Beachten Sie, dass gemäß DKR zur Definition „chronisch" die Einschränkung der Nierenfunktion seit mindestens drei Monaten vorliegen muss. Das ist aber mit den Informationen des Hausarztes nachweisbar, was gemäß DKR auch als Vorgehen korrekt ist.

E87.5 (Hyperkaliämie). Oh, doch! Einige werden sich erinnert haben: Eine einfache Wertekontrolle gilt nicht als Aufwand! Warum also trotzdem dieser Kode? Ganz einfach: Wir erinnern uns darüber hinaus, dass man auch mehrere Erkrankungen mit einem Medikament therapieren darf (Kodierempfehlung 26 der SEG-4). Lasix ist anerkannt bei Niereninsuffizienz UND bei Hyperkaliämie.

E11.20† (Diabetes mellitus, Typ-2-Diabetes; Mit Nierenkomplikationen; Nicht als entgleist bezeichnet). Das dürfte klar sein, wir entnehmen dies der Beschreibung des Hausarztes.

N08.3* (Glomeruläre Krankheiten bei Diabetes mellitus). Diesen Kode verrät uns bereits der Hinweistext beim Aufsuchen der E11.20 im systematischen ICD-Katalog.

E78.0 (Störungen des Lipoproteinstoffwechsels und sonstige Lipidämien; Reine Hypercholesterinämie). Nun ja, sie nimmt Medikamente zur Cholesterinsenkung. Das ist ein therapeutischer Aufwand (vorausgesetzt diese Therapie findet auch während des Aufenthaltes weiter statt). Damit können wir diesen Schlüssel auch kodieren.

Noch etwas vergessen? Wie wäre es mit der **E66.01** (Adipositas durch übermäßige Kalorienzufuhr; Body-Mass-Index [BMI] von 35 bis unter 40)? Zunächst ein Lob all denen, die den Text so genau gelesen haben, dass Sie aus Größe und Gewicht überhaupt an den BMI gedacht haben! Allen anderen sei dies ein Beispiel, dass eben nicht immer alles direkt in den Unterlagen benannt wird.

Dennoch – aus der oben gegebenen Beschreibung geht kein Mehraufwand hervor. Diagnostisch haben wir nichts gemacht, therapiert haben wir auch nicht und die Pflegemaßnahmen sind nicht erwähnt. Was tut ein guter Kodierer in so einem Fall? Richtig: Er nimmt sich die Pflegekurve und schaut nach, ob z. B. ein Diät-Essen angeordnet war, welches einen erhöhten pflegerischen Aufwand darstellt.

Wichtiges Prinzip: Kein Kodieren ohne vollständige Unterlagen!

3. Prozeduren:

8-854.2 (Hämodialyse, Intermittierend, Antikoagulation mit Heparin oder ohne Antikoagulation). Dieser Kode dürfte klar sein. Wie oft kodieren wir? Richtig: zwei Mal mit dem jeweiligen Datum der Maßnahme!

8-831.5 (Legen eines Katheters in zentralvenöse Gefäße). Davon steht jetzt aber wirklich nichts im Entlassbrief – warum also dieser Kode? Gegenfrage: Wie hätten Sie die Patientin sonst dialysiert? Mit hoher Wahrscheinlichkeit finden Sie einen Implantationsbericht in den Unterlagen, mindestens jedoch das Kontroll-Röntgen.

Wieder ein gutes Beispiel für unser Prinzip: Kein Kodieren ohne vollständige Unterlagen!

Noch was? Was ist mit dem Lasix-Perfusor, den Röntgen-Bildern und dem Entfernen des Dialysekatheters? Nun ja, versuchen Sie doch einmal, diese Kodes im alphabetischen OPS-Katalog zu finden!

Die resultierende DRG (DRG 2015)
a) Hauptdiagnose ist die J44.10 (Chronische obstruktive Lungenkrankheit mit akuter Exazerbation, nicht näher bezeichnet; FEV1 < 35 % des Sollwertes)

DRG: E65B (Chronisch-obstruktive Atemwegserkrankung ohne äußerst schwere CC, ohne starre Bronchoskopie, ohne komplizierende Diagnose, mit FEV1 < 35% oder Alter < 1 Jahr)

PCCL:	2
Relativgewicht (ohne Zu-/Abschläge):	0,906
Untere Grenzverweildauer:	3 Tage
Mittlere Grenzverweildauer:	8,7 Tage
Obere Grenzverweildauer:	17 Tage

b) Hauptdiagnose ist die N17.9 (akutes Nierenversagen, nicht näher bezeichnet)
DRG: L60B (Niereninsuffizienz, mehr als ein Belegungstag, mit Dialyse, mit akutem Nierenversagen oder äußerst schweren CC oder mit Kalziphylaxie, mit Dialyse oder äußerst schweren CC, Alter > 15 Jahre)

PCCL:	1
Relativgewicht (ohne Zu-/Abschläge):	2,374
Untere Grenzverweildauer:	5 Tage
Mittlere Grenzverweildauer:	14,1 Tage
Obere Grenzverweildauer:	27 Tage

Wie Sie sehen, ist der Erlös zwischen den beiden möglichen Hauptdiagnosen dramatisch unterschiedlich! In diesem Beispiel haben Sie die Wahl, welche Hauptdiagnose Sie nehmen wollen. Die Gründe hatten wir im Kapitel „Konkurrierende Hauptdiagnosen – beides geht, geht beides? (DKR D002)" ausführlich erläutert.

Gleichzeitig sehen Sie auch, weswegen die Hauptdiagnose so ein häufiger Prüfgegenstand des MDK ist. Ich warne noch einmal eindringlich davor, in anderen Fällen als der Konstellation „konkurrierende Hauptdiagnose" mutwillig die Hauptdiagnose auf die teurere Diagnose zu setzen. Aber auch dieses Thema hatten wir zu Anfang des Buches bereits im Kapitel „Strategisches Kodieren oder Gewinnmaximierung?" besprochen.

Relevante Kapitel

- Konkurrierende Hauptdiagnosen – beides geht, geht beides? (DKR D002)
- Verdachtsdiagnosen (DKR D008)
- Verschlüsselung per „sonstige" und „nicht näher bezeichnet" – wie genau muss ich suchen? (DKR D009)
- Nebendiagnosen (DKR D003)
- Mehrfachkodierung und Doppelklassifizierung (Kreuz, Stern und Ausrufezeichen) (DKR D011; D012)
- Multiple Prozeduren (mehrfach die gleiche Prozedur) (DKR P005)
- Nicht-kodierbare Prozeduren (DKR P014)

4.2.2 Der chirurgische Patient

Der Fall

Ein 80-jähriger Patient wird per Notarzt mit seit einer Stunde progressiven, massiven Bauchschmerzen in die chirurgische Notambulanz gebracht. Er klagt außerdem über Übelkeit und Erbrechen. Stuhlgang hätte er in den letzten Stunden keinen gehabt. Er ist bei Aufnahme hämodynamisch und respiratorisch stabil und die Körperkerntemperatur liegt bei 37,3 °C. Da jedoch die Schmerzen dramatisch größer werden, der Patient klinisch schlechter wird und er darüber hinaus eine abdominale Abwehrspannung entwickelt, wird er per Not-OP unter der Diagnose „akutes Abdomen" operiert.

Als seit Langem (> 6 Monate) bestehende Vorerkrankungen sind bei dem Patienten ein Diabetes mellitus Typ II (medikamentös therapiert), eine Niereninsuffizienz (bei Aufnahme mit einem Kreatinin von 1,29 mg/dl und einem Harnstoff von 57 mg/dl), eine Herzinsuffizienz (NYHA II), eine koronare Herzkrankheit ohne höhergradige Stenosen, intermittierendes Vorhofflimmern und ein AV-Block 1. Grades bekannt. Außerdem sei vor gut 20 Jahren einmal am

Rumpf ein „schwarzer Hautkrebs" rausgeschnitten worden. In der Medikation finden wir einen Beta-Blocker, einen ACE-Hemmer, Aspirin und ein Statin.

Intraoperativ zeigt sich ein Teil des Dickdarms nekrotisch bei arterieller Embolie. Dieses Darmsegment wird reseziert und zunächst ein Stoma angelegt. Nach Einbringen von zwei abdominellen Drainagen wird der Patient in den Überwachungsraum gebracht. Nach einer Stunde verschlechtert sich der Zustand des Patienten plötzlich dramatisch, sodass er notfallmäßig erneut in den OP gebracht wird. Dort zeigt sich eine Einblutung in das OP-Gebiet. Das blutende Gefäß wird ligiert, und perioperativ erhält der Patient bei Hb-Abfall insgesamt vier EK.

Da der weitere Verlauf relativ unauffällig ist, wird der Patient nach 24 Stunden auf die chirurgische Normalstation verlegt. Insgesamt erholt er sich gut, allerdings bildet sich am unteren Wundpol Eiter, weswegen lokal antiseptisch behandelt wird. In den nächsten Tagen erhält er noch zweimal jeweils ein EK, dann bleibt der Hb stabil. Kurz vor Entlassung kommt der mikrobiologische Befund mit dem Nachweis eines poly-sensiblen Staph. epidermidis zurück. Zu dem Zeitpunkt sind die Wundverhältnisse aber bereits reizlos.

Die Fragen

1. Was ist die Hauptdiagnose?
2. Welche Nebendiagnosen notieren Sie?
3. Welche Prozeduren notieren Sie?

Die Auflösung

1. Hauptdiagnose:

Fassen wir zusammen: Gekommen ist er wegen R10.4 (Sonstige und nicht näher bezeichnete Bauchschmerzen – genauer haben wir es erstmal nicht!), operiert wurde er aber wegen R10.0 (Akutes Abdomen). Trotzdem ist beides nicht unsere Hauptdiagnose, denn wir können die Ursache relativ präzise benennen: **K55.0** (Akute Gefäßkrankheiten des Darmes). Wenn Sie sich in der Umgebung (systematischer OPS-Katalog) der K55 einmal umsehen, werden Sie feststellen, dass es nicht präziser geht (d. h. bereits die Information, welches Gefäß betroffen ist, wird nicht mehr erfasst). Damit ist dies endgültig unsere Hauptdiagnose.

2. Nebendiagnosen:

I50.12 (Linksherzinsuffizienz, mit Beschwerden bei stärkerer Belastung, NYHA-Stadium II). Eigentlich klar: Wir haben eine Diagnose und mit einem Beta-Blocker und ACE-Hemmer auch gleich die stadiengerechte, leitlinienkonforme Therapie.

I25.10 (Atherosklerotische Herzkrankheit, Ohne hämodynamisch wirksame Stenosen). Sicher, dass wir dafür einen Mehraufwand haben? Es ist das Statin. Die Gabe ist ein therapeutischer Aufwand – damit können wir kodieren.

I48.0 (Vorhofflimmern, paroxysmal). Hier können wir uns über den therapeutischen Mehraufwand mittels Aspirin (was hier offensichtlich als Antikoagulation nicht ausgereicht hat) oder Beta-Blocker unterhalten. Wir erinnern uns wieder: Kodierempfehlung 26 der SEG-4 – man darf mehrere Erkrankungen mit einem Medikament behandeln.

E11.90 (Diabetes mellitus, Typ-2-Diabetes, ohne Komplikationen, Nicht als entgleist bezeichnet). Das dürfte mittlerweile offensichtlich sein.

N18.3 (Chronische Nierenkrankheit, Stadium 3; Glomeruläre Filtrationsrate 30 bis unter 60 ml/min/1,73 m^2 Körperoberfläche). Wie bereits oben: Rechnen Sie einfach mit einem GFR-Rechner und dem Labor nach. Natürlich ist davon auszugehen, dass in der Akte noch mehr Werte stehen und hier unter Umständen ein „acute-on-chronic"-Nierenversagen vorlag oder sich entwickelt. Genau deswegen ist es ja so enorm wichtig, mit ALLEN verfügbaren Unterlagen zu kodieren. Hier haben wir aber nur einen Wert ohne weitere Informationen – deswegen lässt sich auch nur dieser Kode verwenden. Die Bezeichnung „chronisch" ergibt sich wieder aus der anamnestischen Angabe „... seit Langem (> 6 Monat) bestehende ...".

Aber, werden jetzt einige sagen, das Beispiel ist doch quasi identisch zum vorherigen, warum also nicht: E11.20/N08.3/N18.3? Ganz einfach: Wir kodieren nur, was wir auch belegen können! Natürlich liegt die Vermutung einer diabetischen Nephropathie nahe, aber leider ist das nirgends belegt.

T81.0 (Blutung und Hämatom als Komplikation eines Eingriffes, anderenorts nicht klassifiziert). Dieser Kode enthält eine Erklärung: „Blutung an jeder Lokalisation als Folge eines Eingriffes; Exkl.: Hämatom einer geburtshilflichen Wunde (O90.2); Blutung durch Prothesen, Implantate und Transplantate [T82.8, T83.8, T84.8, T85.8-]). Genauer können wir im ICD die Einblutung ins OP-Gebiet nicht benennen, deswegen kodieren wir auf diesen Kode. Klar dürfte sein, dass wir hier eine akute Komplikation verschlüsseln und nicht eine längerfristige „Folge medizinischer Maßnahmen" und erst recht keinen (chronischen) Folgezustand von Krankheiten.

T81.4 (Infektion nach einem Eingriff, anderenorts nicht klassifiziert). Im Wesentlichen ergibt sich hier die gleiche Begründung wie bei der T81.0. Wenn wir uns die Inklusiva/Exklusiva im ICD-Katalog durchlesen, wird das schnell klar. Er kodiert den Eiter am unteren Wundpol und ist der „†"-Kode für die B95.7!.

B95.7! (Sonstige Staphylokokken als Ursache von Krankheiten, die in anderen Kapiteln klassifiziert sind). Näher werden wir in der Systematik dem Staph. epidermidis nicht kommen. Diese beiden Kodes werden untereinander geschrieben und miteinander verknüpft. Aber das kennen Sie aus dem Kapitel zur Kreuz/Stern-Systematik sicher noch.

D62 (akute Blutungsanämie). Zwar steht Anämie nicht explizit im Text, aber dafür finden wir „... bei Hb-Abfall ...". Hier ergibt sich die Diagnose aus dem medizinischen Verständnis. Eine Anämie ist ja gerade eine Hb-Erniedrigung. Auch die anderen Teile finden wir an verschiedenen Stellen in der Beschreibung, damit sind dann auch „akut" und „Blutung" korrekt. Bleibt noch der Mehraufwand: Den finden wir in der Transfusion der EK.

Z43.3 (Versorgung eines Kolostomas). Nun ja, zumindest im zweiten Teil des Aufenthaltes war das Stoma vorhanden und musste versorgt werden. Allerdings erinnern wir uns, dass unser Verständnis von der Bedeutung eines Wortes und seiner Anwendung im Rahmen der Definition von ICD- oder OPS-Kodes nicht immer das Gleiche ist. Was also tun? Wie bereits erwähnt sehen wir uns die Inklusiva und Exklusiva des Kodes selbst an – falls dort keine der Gruppe und keine der übergeordneten Gruppe sind. In diesem Fall lesen wir unter der Z43.3 nichts, dafür aber für die Z43.- allgemein:

Z43.- Versorgung künstlicher Körperöffnungen
Inkl.: Einführung von Sonden oder Bougies
Katheterentfernung
Toilette oder Reinigung
Umbildung
Verschluss
Exkl.: Komplikationen an äußerem Stoma (J95.0, K91.4, N99.5)
Künstliche Körperöffnungen ohne Versorgungsnotwendigkeit (Z93.-)
Versorgen mit und Anpassen von Prothesen und sonstigen Geräten oder Hilfsmitteln (Z44–Z46)

Da wir „Toilette und Reinigung" durchgeführt haben (und natürlich über die Pflegedokumentation belegen können), können wir dies also verschlüsseln.

Nicht kodierbar:
I44.0 (Atrioventrikulärer Block 1. Grades). Hier gibt es keinen belegten Mehraufwand. Wir haben nichts diagnostiziert, pflegerisch wird das nicht ins Gewicht fallen und therapeutisch geben wir sogar einen Beta-Blocker. Damit ist diese Diagnose draußen.

Z85.8 (Bösartige Neubildung sonstiger Organe und Systeme in der Eigenanamnese). Das mögen einige unter Umständen anders sehen, aber ich erinnere an meine Aufforderung zu Beginn: nicht zu kompliziert denken und strikt Ja/Nein-Antworten geben. Damit stellt sich die einfache Frage: Hatten wir durch diese 20 Jahre zurückliegende Operation einen diagnostischen, therapeutischen oder pflegerischen Aufwand? Für mich wäre die Antwort „nein".

Z93.3 (Vorhandensein eines Kolostomas). Natürlich geht das nicht! Das Stoma haben wir doch gerade erst angelegt und er ist eben nicht damit zu uns gekommen. Ab dem nächsten Aufenthalt funktioniert dieser Kode dann aber selbstverständlich.

3. Prozeduren:
5-455.02 (Partielle Resektion des Dickdarms, Segementresektion, offen chirurgisch mit Enterostoma und Blindverschluss). Alle Aspekte dieses Kodes finden sich in der Fallbeschreibung. Damit gibt der Kode die Operation vollständig wieder und ist somit auch der einzige Kode für den ersten Eingriff. Es wäre also explizit falsch, die Stoma-Anlage mit einem zweiten Kode zu verschlüsseln (z. B. 5-463.20).

5-983 (Re-Operation). Da es keinen spezifischen Kode für Re-Operation am Bauchraum/Dickdarm gibt, nehmen wir diesen allgemeinen. Aber Achtung: Dies ist nur ein Zusatzkode, der stets mit dem eigentlichen Re-Eingriff verschlüsselt werden muss!

5-389.66 (Anderer operativer Verschluss an Blutgefäßen, Arteria mesenterica inferior). Dies ist der eigentliche Re-Eingriff. An dieser Stelle müssen wir uns aber wieder fragen: Kodiert dieser Kode alles? Es hilft nur ein Blick in den OPS-Katalog. Dort tauchen eigentlich keine Hinweise auf eine gesonderte Kodierung von Teilaspekten auf. Aber Achtung: Die (relativ ausführliche) Liste der Exklusiva und Hinweise findet sich am Anfang der ganzen Gruppe (Operationen an den Blutgefäßen [5-38..., 5-39]). Dies als erneuten Hinweis darauf, dass man stets vollständig gucken muss, bevor man etwas als nicht-vorhanden akzeptiert.

8-800.c1 (Transfusion von Erythrozytenkonzentrat, 6 TE bis unter 11 TE). Die Gabe von EKs fällt unter „Summenkodes" von Prozeduren, die nur einmal verschlüsselt werden. Hier sollten Sie sich nicht beirren lassen, gezählt wird erst ganz zum Schluss, und damit sind wir bei sechs.

An dieser Stelle ein kurzer Ausblick für Fortgeschrittene: Abgerechnet und bezahlt wird das „Material" der Transfusion (also jede Transfusionseinheit (TE) – hier der EK) unabhängig von der Verschlüsselung der Leistung (OPS) einzeln. Dies erfolgt über ein sogenanntes Zusatzentgelt. Dieses Zusatzentgelt ist nach dem Fallpauschalenkatalog bis zu einer Menge von 15 EKs (= ab 16 EKs) nur für Patienten mit einem Alter < 15 Jahre abrechenbar. Anders ausgedrückt: Die ersten 15 EKs werden nur bei Kindern gesondert bezahlt.

Nicht kodierbar:
8-148.0 (Therapeutische Drainage Peritonealraum). Dass wir diesen (oder ähnliche) Kode nicht verwenden, ergibt sich nicht aus dem fehlenden Aufwand (wie bei ICD-Kodes), sondern aus der einfachen Tatsache, dass diese Prozedur bei abdominalchirurgischen Eingriffen zum Standard gehört und damit bereits Teil des OPS-Kodes für den Haupteingriff ist.

Die resultierende DRG (DRG 2015)
DRG: G18A (Bestimmte Eingriffe an Dünn- und Dickdarm oder bestimmte andere Eingriffe an Darm und Enterostoma mit äußerst schweren CC, mit hochkomplexem Eingriff oder komplizierender Diagnose)

PCCL:	4
Relativgewicht (ohne Zu-/Abschläge):	3,551
Untere Grenzverweildauer:	6 Tage
Mittlere Grenzverweildauer:	17,1 Tage
Obere Grenzverweildauer:	32 Tage

Relevante Kapitel
- Symptome als Diagnose (DKR D002; D003)
- Mehrfachkodierung und Doppelklassifizierung (Kreuz, Stern und Ausrufezeichen) (DKR D011; D012)
- Komplikationen und Folgen medizinischer Maßnahmen (DKR D002)
- Folgezustände von Krankheiten (DKR D005)
- Informationsgehalt eines Einzelkodes (DKR P001; P003)
- Kombinationskodes (DKR P003)
- Mehrfachkodierung (DKR P003)
- Re-Operation (DKR P013)
- Nicht-kodierbare Prozeduren (DKR P014)
- Multiple Prozeduren (mehrfach die gleiche Prozedur) (DKR P005)
- Summenkodes (Prozeduren, unterschieden auf der Basis von Größe, Zeit oder Anzahl) (DKR P012)

4.2.3 Die Verlegung aus einer anderen Fachrichtung

Der Fall
Eine 58-jährige Patientin wird in einem orthopädischen Haus wegen Coxarthrose beidseits mit einer Hüftgelenks-Totalendoprothese rechts versehen. Die Patientin hat schon eine lange medizinische Leidensgeschichte hinter sich. Bereits vor Jahren wurde wegen pAVK der linke

Unterschenkel amputiert und im Rahmen dieser Operation hat sie aufgrund eines Lagerungsfehlers eine inkomplette Lähmung des rechten Beins zurückbehalten. Nach einer Operation im Beckenbereich sind dort peritoneale Adhäsionen verblieben. Aufgrund dieser Einschränkungen und natürlich insbesondere der Coxarthrose ist sie in der letzten Zeit ans Bett gefesselt und hat deswegen sogar einen Dekubitus am Steiß mit Blasenbildung und beginnendem Hautdefekt bekommen.

Die Patientin entwickelt am zweiten postoperativen Tag einen akuten Bauchschmerz, der letztlich so stark wird, dass sie in die Chirurgie eines benachbarten Krankenhauses mit der Diagnose „Bridenileus" verlegt wird. Dort wird sie gründlich untersucht, jedoch zeigen ein Ultraschall des Abdomens, ein Röntgen-Thorax und eine CT Abdomen/Becken einschließlich Kontrastmittel keinen richtungweisenden Befund. Das Aufnahmelabor zeigt lediglich eine leichte Leukozytose und ein leicht erhöhtes CRP. Bei hämodynamischer Stabilität und fehlenden Zeichen für Peritonitis oder Ileus entscheidet man sich für die Strategie des „aggressiven Zuwartens" und behält sie zur Beobachtung da. Wegen Schmerzen in beiden Hüften bekommt sie ein Novalgin i. v.

Am nächsten Morgen wird das CT Abdomen/Becken einschließlich Kontrastmittel wiederholt, zeigt aber weiterhin keinen Hinweis auf Darmischämie oder ähnliche schwerwiegende Probleme. Im Laufe des Tages lassen dann auch die Bauchschmerzen nach und die Patientin wird ohne weitere Untersuchungen in das orthopädische Haus zurückverlegt. Dort treten die Probleme nicht noch einmal auf, sodass sie nach einiger Zeit beschwerdefrei in die Rehabilitation entlassen wird.

In diesem Beispiel nehmen Sie nun die Rolle der chirurgischen Fachabteilung des benachbarten Krankenhauses ein.

Die Fragen

1. Was ist die Hauptdiagnose?
2. Welche Nebendiagnosen notieren Sie?
3. Welche Prozeduren notieren Sie?

Die Auflösung

1. Hauptdiagnose:

Nehmen wir es einfach der Reihe nach auseinander: In die Orthopädie ist sie (nach unseren Informationen) mit der M16.9 (Coxarthrose, nicht näher bezeichnet – letztlich wissen wir leider nicht, ob primär oder sekundär) gekommen. Da die Orthopädie aber nichts mit uns zu tun hat und sie wegen Bauchschmerzen verlegt wurde, ist dies nicht unsere Hauptdiagnose – gleichwohl aber Nebendiagnose (der Aufwand ist hier das Schmerzmittel).

Verlegt wurde sie wegen R10.4 (Sonstige und nicht näher bezeichnete Bauchschmerzen – genauer haben wir es erst einmal nicht!), behalten haben wir sie aber zur Beobachtung bei Verdacht auf Bridenileus. Ein Ileus ist es aber nun einmal nicht geworden, also können wir den nicht kodieren, bleibt noch die Beobachtung bei Verdacht. Hier geht es im ICD-Katalog nicht präziser als Z03.8 (Beobachtung bei sonstigen Verdachtsfällen). Welche von beiden sollen wir nehmen? Dazu erinnern wir uns noch einmal an das Kapitel „Beobachtungsfälle (DKR D002f)". Hier lautet die Regelung: Haben wir ein Symptom in Zusammenhang mit dem Verdachtsfall, kodieren wir das Symptom. Damit steht die **R10.4** als Hauptdiagnose fest!

2. Nebendiagnosen:
M16.9 (Coxarthrose, nicht näher bezeichnet). Das hatten wir gerade.

Z96.6 (Vorhandensein von orthopädischen Gelenkimplantaten). Auch das dürfte klar sein, denn damit ist sie zu uns gekommen. Dass diese erst zwei Tage alt sind, ändert nichts daran, dass sie bei Aufnahme vorhanden waren. Übrigens führt die Rückverlegung in die Orthopädie dort zu einer Fallzusammenführung, womit die Z96.6 von den Orthopäden nicht kodiert wird, da sie vor dem Gesamtaufenthalt nicht vorhanden war.

I70.20 (Atherosklerose der Extremitätenarterien vom Becken-Bein-Typ, ohne Beschwerden). Wir kodieren immer den Ist-Zustand. Da wir aber aktuell keine pAVK-induzierten Schmerzen oder Komplikationen haben, können wir die Kodes I70.21 (Atherosklerose der Extremitätenarterien vom Becken-Bein-Typ, mit belastungsinduziertem Ischämieschmerz, Gehstrecke 200 m und mehr) bis I70.25 (Atherosklerose der Extremitätenarterien vom Becken-Bein-Typ, mit Gangrän) nicht verwenden. Man könnte allenfalls noch überlegen, ob die I73.9 (Periphere Gefäßkrankheit, nicht näher bezeichnet) verschlüsselt wird. Diese hat in den Erklärungen immerhin aufgeführt: „Arterielle Verschlusskrankheit [AVK]; Arterienspasmus; Claudicatio intermittens", obwohl insbesondere für die explizit benannte Claudicatio intermittens die Abgrenzung zur I70.21 schwerfallen dürfte. Da die Kodes der I70.2- präziser sind, sind sie nach DKR eigentlich vorzuziehen.

Z89.5 (Verlust der unteren Extremität unterhalb oder bis zum Knie, einseitig). Das dürfte wieder offensichtlich sein. Rein formal wäre zu überlegen, ob es sich bei einer Amputation nicht um eine „Folge nach medizinischen Maßnahmen, Muskel-Skelett-Systems" (M96.-) handelt. Allerdings gibt es dort keinen entsprechenden Kode für unser Problem, das darüber hinaus durch die Z89.5 präzise und damit also spezifischer als in der M96.- benannt wird.

L89.14 (Dekubitus 2. Grades, Kreuzbein/Steißbein). Ein schönes Beispiel für einen Kombinationskode. Alle Teilaspekte der Bezeichnung sind so im Text aufgeführt. Hier wäre es grundsätzlich falsch, etwa zu versuchen, L98.4 (Chronisches Ulkus der Haut, anderenorts nicht klassifiziert) mit irgendeinem anderen Kode zu kombinieren.

G97.88 (Krankheiten des Nervensystems nach medizinischen Maßnahmen, anderenorts nicht klassifiziert; Sonstige Krankheiten des Nervensystems nach medizinischen Maßnahmen). Dass wir die postoperative Lähmung als Folge einer medizinischen Maßnahme über die G97 verschlüsseln, dürfte klar sein. Alternativ kann man versuchen, einen präziseren Kode für den insgesamt sehr unspezifischen Begriff „Lähmung des rechten Beins" zu finden. Da kein spezifisches Muster (z. B. Peronaeuslähmung) benannt wird, können wir auch keins kodieren. Damit bleibt die G97 der spezifischste Kode. Wenn man jetzt die Gruppe durchsieht, bleibt nur die G97.88 übrig.

N99.4 (Peritoneale Adhäsionen im Becken nach medizinischen Maßnahmen). Auch hier ist der Zusammenhang zur medizinischen Maßnahme klar. Darüber hinaus wird – anders als im vorherigen Kodebeispiel – hier im ICD-Kode sehr präzise die Störung benannt. Genauer dürfte es kaum gehen. Das unterscheidet dann auch dieses Beispiel von unseren Überlegungen zur Kodierung der Amputation über die Z89.5 weiter oben.

3. Prozeduren:

3-226 (Computertomographie des Beckens mit Kontrastmittel)

3-225 (Computertomographie des Abdomens mit Kontrastmittel)

Diese Kodes sind ein schönes Beispiel für „Mehrfachkodierung". Da es keinen Kode für die Prozedur als solche gibt („CT abdomino-pelvin mit und ohne KM"), zerlegen und kodieren wir die einzelnen Prozeduren – in diesem Fall also in (zweimal) zwei einzelne Kodes. Da wir die CTs am nächsten Tag noch einmal gemacht haben, kodieren wir sie auch gleich noch einmal. Also haben wir insgesamt vier Kodes für die zwei CTs an aufeinanderfolgenden Tagen.

Nicht kodierbar:
3-206 (Native Computertomographie des Beckens)

3-207 (Native Computertomographie des Abdomens)

Jetzt werden Sie einwenden, dass wir die ja nun nachweislich gemacht haben. Stimmt. Sicherlich haben Sie bei Ihrer Suche nach den OPS-Kodes für die einzelnen CTs auch die Inklusiva, Exklusiva und Hinweise gelesen. Dort steht für die 3-22 (Computertomographie (CT) mit Kontrastmittel):

Hinw.: Eine durchgeführte Biopsie ist gesondert zu kodieren (1-40 ff.).

Die in gleicher Sitzung durchgeführte native Computertomographie ist im Kode enthalten.

Ultraschall des Abdomens und *Röntgen-Thorax*. Beide sind ein gutes Beispiel für nicht-kodierbare Prozeduren. Bei der (finanziellen) Wertung der DRG werden solche „Standarduntersuchungen" bereits mit eingepreist. Deswegen braucht man sie auch nicht zu kodieren. Im vorliegenden Fall könnten wir das auch gar nicht, denn es gibt keinen OPS-Kode für diese Prozeduren.

Die resultierende DRG (DRG 2015)

DRG: G66Z (Abdominalschmerz oder mesenteriale Lymphadenitis, Alter > 55 Jahren und mit CC)

PCCL:	1
Relativgewicht (ohne Zu-/Abschläge):	0,359
Untere Grenzverweildauer:	2 Tage
Mittlere Grenzverweildauer:	2,8 Tage
Obere Grenzverweildauer:	5 Tage

Relevante Kapitel

- Symptome als Diagnose (DKR D002; D003)
- Beobachtungsfälle (DKR D002)
- Drohende Erkrankungen (DKR D001)
- Ein Kombikode (Kombinationsschlüsselnummer) vs. viele Einzelkodes (DKR D010)
- Komplikationen und Folgen medizinischer Maßnahmen (DKR D002)
- Abnorme Befunde bei Untersuchungen (DKR D003)
- Multiple Prozeduren (mehrfach die gleiche Prozedur) (DKR P005)
- Mehrfachkodierung (DKR P003)
- Nicht-kodierbare Prozeduren (DKR P014)

4.2.4 Wir verlegen in ein anderes Haus

Der Fall

Ein 53-jähriger Mann wird in der Notaufnahme wegen seit drei bis vier Tagen progredienter Dyspnoe vorstellig. In der Familie finden sich auf beiden Seiten Herzinfarkte, weswegen er jetzt Angst hat, auch einen zu haben. Er raucht und hat schon zweimal erfolglos versucht aufzuhören. Ein arterieller Hypertonus ist medikamentös eingestellt, er wiegt bei einer Größe von 170 cm 89 kg und sein Diabetes ist eher schlecht eingestellt, sodass er seit fast drei Monaten einen „diabetischen Fuß" hat.

Grundsätzlich sei Luftnot nichts Neues für ihn. Nach einer Operation der Lunge, deren genauen Grund er nicht angeben kann, sei Luftnot sein ständiger Begleiter. Deswegen habe er auch vom Hausarzt eine Heimsauerstofftherapie bekommen. Jetzt aber sei die Luftnot ungewöhnlich stark, deswegen stellt er sich vor.

Schon allein wegen des Risikoprofils wird er stationär unter der Verdachtsdiagnose „Herzinfarkt" aufgenommen. Er bekommt Sauerstoff und eine infarktspezifische Medikation. Außerdem wird er an den Monitor mit EKG, Blutdruck und Sauerstoffsättigung genommen. Das Aufnahme-EKG und auch das am nächsten Tag sind unauffällig, die Blutwerte zeigen auch am Folgetag keine infarkttypischen Veränderungen, dafür aber eine Infektkonstellation.

Auf der Suche nach dem Infektfokus wird eine Abdominalsonographie ergebnislos durchgeführt, ein Röntgen-Thorax zeigt keinen Erguss oder kardiale Stauung, jedoch kann ein Infiltrat nicht sicher ausgeschlossen werden. Bei fraglich positivem Urinstix werden Urinkulturen abgenommen.

An Tag 3 entwickelt der Patient Fieber und verschlechtert sich zunehmend respiratorisch. Unter 3 l/min Sauerstoff zeigen seine Blutgase eine deutliche Hypoxie. Die Urinkultur kommt mit dem Ergebnis „Nachweis von 10^6 KBE Vancomycin resitenter Enterococcus faecium" zurück. Er wird (letztlich nur für einige Stunden) isoliert. Da der Patient sich respiratorisch weiter verschlechtert, wird er schließlich an die nahe Uni-Klinik mit der Diagnose „Verdacht auf Pneumonie" verlegt.

Die Fragen

1. Was ist die Hauptdiagnose?
2. Welche Nebendiagnosen notieren Sie?
3. Welche Prozeduren notieren Sie?

Die Auflösung

1. Hauptdiagnose:

Auch hier gehen wir systematisch alles durch: Gekommen ist er wegen *R06.0* (Dyspnoe). Zumindest bei Aufnahme haben wir es nicht spezifischer. Behalten haben wir ihn zur Beobachtung – Z03.4 (Beobachtung bei Verdacht auf Herzinfarkt). Jetzt hatten wir gerade im letzten Beispiel geklärt: Haben wir ein Symptom in Zusammenhang mit dem Verdachtsfall, kodieren wir das Symptom (Kapitel „Beobachtungsfälle (DKR D002)")). Das wäre dann wieder die *R06.0.* Allerdings haben wir ja einen Verdacht, warum er dyspnoeisch ist: die Pneumonie. Leider ist das nur ein Verdacht, denn das Röntgen hat uns nicht weitergeholfen. Als Kode kommen wir mangels spezifischer Informationen nur bis zur *J18.9* (Pneumonie, nicht näher bezeichnet).

Eine spezifische Therapie wurde nicht eingeleitet, es wurde aber verlegt. Hier verweise ich auf das Kapitel „Verdachtsdiagnosen (DKR D008)“ – die Verlegung reicht schon. Somit ist die **J18.9** unsere Hauptdiagnose!

2. Nebendiagnosen:
J95.3 (Chronische pulmonale Insuffizienz nach Operation). Die Diagnose als solche ist ja im Falltext schon fast wörtlich aufgeführt. Mit der Sauerstoffgabe haben wir einen therapeutischen Mehraufwand und können kodieren.

Übrigens können wir uns (der Kodierempfehlung 26 der SEG-4 folgend) auch darüber unterhalten, ob nicht bereits die Sauerstoffgabe für die vermutete Pneumonie eine Therapie darstellt und damit die Kodierung als Hauptdiagnose auch deswegen gerechtfertigt ist. Damit hätten wir dann noch einen zweiten Grund, die Verdachtsdiagnose kodieren zu können.

Z03.4 (Beobachtung bei Verdacht auf Herzinfarkt). Warum eigentlich nicht? Genau das haben wir schließlich gemacht! Und die Definition „Verdacht war falsch und hat keine aktuelle Behandlungsnotwendigkeit“ stimmt auch.

E11.74 (Nicht primär insulinabhängiger Diabetes mellitus [Typ 2 Diabetes]; mit multiplen Komplikationen: mit diabetischem Fußsyndrom, nicht als entgleist bezeichnet). Die einzige Annahme in dieser Verschlüsselung ist „nicht als entgleist bezeichnet“. Da wir in unserer Fallbeschreibung keinen Hinweis auf Entgleisung haben (lediglich „schlecht eingestellt“, aber das ist nicht das Gleiche!), können wir die Entgleisung nicht verschlüsseln. Erneut also ein Beispiel, wie wichtig die vollständigen Unterlagen für die Kodierung sind! Der Rest des Kodes ist so aus dem Text nachvollziehbar. Allein die Tatsache des diabetischen Fußes rechtfertigt in der ICD-10 gemäß DKR 2010 0401 bereits „multiple Komplikationen“, was auch medizinisch richtig ist, da ein diabetischer Fuß meist eine Mischätiologie aus Mikroangiopathie, Neuropathie und anderen Komplikationen hat.

N39.0 (Harnwegsinfektion, Lokalisation nicht näher bezeichnet). Hier würde man sich oft etwas detailliertere Arztbriefe wünschen. Es gibt nämlich durchaus für die einzelnen Lokalisationen unterschiedliche Kodes. Einige davon sind sogar mit einem Schweregrad (CCL) versehen, was unter Umständen mehr Geld bedeutet. Im vorliegenden Fall wissen wir leider nur, dass es einer ist. Gegenfrage: Haben wir einen Mehraufwand? Eigentlich nicht! Trotzdem kodieren wir ihn – und zwar wegen des nun folgenden Schlüssels.

U80.30! (Vancomycin-resistenter Enterococcus faecium). Die N39.0 ist der Kreuz-Kode zu diesem Ausrufezeichen-Kode. Hier haben wir einen klaren pflegerischen Mehraufwand – die Isolation. Nun kann aber ein Ausrufezeichen-Kode nicht allein stehen (siehe Kapitel „Mehrfachkodierung und Doppelklassifizierung (Kreuz, Stern und Ausrufezeichen) (DKR D011d; D012i)“). Damit ist die N39.0 obligat und damit – eben indirekt – auch kodierbar. Übrigens ist dies auch gleich ein Beispiel, dass grundsätzlich alle Kodes als Kreuz-Kode dienen können – auch dann, wenn sie nicht explizit (wie hier) als solcher gekennzeichnet werden.

Z29.0 (Isolierung als prophylaktische Maßnahme). Dass wir das gemacht haben, ist klar. Aber ist „Isolierung“ nicht eigentlich eine Tätigkeit und damit ein OPS- und kein ICD-Kode? Die Antwort ist ein klares „Jein“. Es gibt einen solchen OPS-Kode. Die Z29.0 zeigt hier den Zustand (Patient ist isoliert) an und kann immer vergeben werden, wenn isoliert wird. Im Gegensatz dazu ist der OPS-Kode (8-987.-- [Komplexbehandlung bei Besiedelung oder Infektion mit multiresistenten Erregern]) nur dann zu verwenden, wenn die (zahlreichen!) Voraussetzungen erfüllt sind. Aber dazu gleich mehr.

F17.2 (Psychische und Verhaltensstörungen durch Tabak, Abhängigkeitssyndrom) wäre zumindest zu überlegen. Meist entsteht ein pflegerischer Mehraufwand bei Patienten, die unter Überwachung oder Behandlung aufgrund einer Tabakabhängigkeit nicht auf die Zigarette verzichten können. Das steht so nicht explizit im Text, aber genau dafür haben wir ja die vollständige Pflegedokumentation in unseren Unterlagen.

Nicht kodierbar:
R06.0 (Dyspnoe). Das dürfte klar sein: Wenn wir eine spezifische Diagnose/Ursache für das Symptom benennen können, dann tun wir das. Eine Ausnahme wäre es, wenn das Symptom ein eigenständiges Problem darstellen würde. Das allerdings dürfte im vorliegenden Fall (Dyspnoe bei Pneumonie) relativ schwer zu begründen sein.

3. Prozeduren:
Die Prozeduren sind diesmal etwas versteckter und vor allem sämtlich an klare Voraussetzungen gebunden, deren Erfüllbarkeit Sie für Ihr Haus bitte vorher abklären.

8-930 (Monitoring von Atmung, Herz und Kreislauf ohne Messung des Pulmonalarteriendruckes und des zentralen Venendruckes). Hier sehen Sie sich bitte – eigentlich machen Sie das ja systematisch bei jedem Kode – besonders gut die Beschreibung/Inklusiva/Exklusiva an! Dieser Kode kann z. B. nur bei intensivmedizinisch betreuten Patienten verwendet werden – und dann auch nur einmal pro Aufenthalt.

Haben wir also eine Überwachungsstation, die die Voraussetzungen der Definition „Intensivstation" im DRG-Sinne erfüllt, können wir diesen Kode verschlüsseln, ansonsten eben nicht. Letzteres trifft z. B. viele große Häuser, wo auch auf „Normalstation" diese Überwachungsmöglichkeit vorhanden ist – nur eben nicht kodiert werden kann, weil formal eben nur „Normalstations-Status" gegeben ist.

8-987.-- (Komplexbehandlung bei Besiedelung oder Infektion mit multiresistenten Erregern). Erneut sehen Sie sich bitte – eigentlich machen Sie das ja systematisch bei jedem Kode – besonders gut die Beschreibung/Inklusiva/Exklusiva an!

Im Kode wird unterschieden in „auf spezieller Isoliereinheit" und „nicht auf spezieller Isoliereinheit" (fünfte Stelle des Kodes). Das wäre die erste Voraussetzung, die Sie in Ihrem Haus abklären müssten. Danach wird die Isolationsdauer aufgerechnet und als Summe verschlüsselt. Mit diesem Konzept sind Sie ja mittlerweile vertraut.

Ob wir im unserem Beispielfall kodieren können, hängt allerdings noch von einer weiteren Voraussetzung ab: der lückenlosen Durchführung und Dokumentation aller Maßnahmen, die in der Beschreibung des Kodes gefordert sind. Das ist fast eine halbe Seite in Kleinschrift!

In unserem Fall haben wir eine Verlegung am selben Tag, an dem wir mit der Isolierung begonnen hatten. Da könnte bereits die Forderung „Es muss ein dokumentierter durchschnittlicher Mehraufwand von mindestens zwei Stunden täglich während der Behandlungstage mit strikter Isolierung entstehen." (siehe Beschreibung des OPS-Kodes im Katalog) die Verschlüsselung verhindern.

Nicht kodierbar:
Ultraschall des Abdomen – Das hatten wir ja gerade erst im vorherigen Beispiel – und natürlich die *Sauerstoffgabe*.

Die resultierende DRG (DRG 2015)
DRG: E77I (Infektionen und Entzündungen der Atmungsorgane ohne komplexe Diagnose, ohne äußerst schwere CC, Alter > 0 Jahre, außer bei Para-/Tetraplegie, ohne Komplexbehandlung bei multiresistenten Erregern)

PCCL:	3
Relativgewicht (ohne Zu-/Abschläge):	0,769
Untere Grenzverweildauer:	2 Tage
Mittlere Grenzverweildauer:	7 Tage
Obere Grenzverweildauer:	14 Tage

In dem beschriebenen Fall ändert übrigens die Kodierung der 8-987.10 (Komplexbehandlung bei Besiedelung oder Infektion mit multiresistenten Erregern [MRE], nicht auf spezieller Isoliereinheit, bis zu sechs Behandlungstagen) – das wäre für die meisten Häuser wahrscheinlich der richtige Kode, falls wir ihn überhaupt kodieren können – nichts an der Gruppierung in die E77I.

Diese fehlende Gruppierrelevanz sollte uns (aus meiner Sicht) keinesfalls dazu verleiten, solche Kodes wegzulassen! Es ist ein pflegerischer Mehraufwand und sollte als solcher erfasst werden. Wir sollten unsere Arbeit nicht kleinreden/kleindokumentieren. Letztlich wissen Sie nie, wofür das noch einmal gut sein könnte.

Relevante Kapitel
- Symptome als Diagnose (DKR D002; D003)
- Beobachtungsfälle (DKR D002)
- Komplikationen und Folgen medizinischer Maßnahmen (DKR D002)
- Ein Kombikode (Kombinationsschlüsselnummer) vs. viele Einzelkodes (DKR D010)
- Mehrfachkodierung und Doppelklassifizierung (Kreuz, Stern und Ausrufezeichen) (DKR D011; D012)
- Nicht-kodierbare Prozeduren (DKR P014)
- Summenkodes (Prozeduren, unterschieden auf der Basis von Größe, Zeit oder Anzahl) (DKR P012)
- Multiple Prozeduren (mehrfach die gleiche Prozedur) (DKR P005)

4.2.5 Der Patient verstirbt & das „Problem" Organspende

Der folgende Fall ist so konstruiert, dass er Ihnen einmal die Fallstricke einer vorschnellen Entscheidung für einen bestimmten Kode ohne intensive Prüfung der Alternativen vor Augen führt.

Wenn Sie die letzten vier Beispiele durchgearbeitet und verstanden haben, dann sollte diese nächste Schwierigkeitsstufe für Sie gut zu meistern sein. Mittlerweile verstehen Sie Ihr Handwerk ausreichend, um sich schon einmal am Rande und vielleicht auch ein bisschen jenseits der allgemeinen Kodierrichtlinien – dem eigentlichen Gegenstand dieses Buches – umzusehen.

In diesem Beispiel werden Sie deshalb auch vorsichtig an die speziellen Kodierrichtlinien herangeführt. Sie stellen nämlich bei fachspezifischen Kodierproblemen, die in den allgemeinen Kodierrichtlinien nicht ausreichend klar geregelt sind, die erste Anlaufstelle dar. Das ist auch der einzige Zweck der speziellen Kodierrichtlinien – fachspezifische Auslegungen darzustellen. Damit könnte man dieses letzte Kapitel gewissermaßen auch als eine Überleitung zu einem Buch über die speziellen Kodierrichtlinien betrachten.

So ein Buch allerdings gibt es nicht und wird es – jedenfalls nicht als einzelnes Buch – wahrscheinlich nie geben. Dafür gibt es für die meisten Fachgebiete sogenannte Kodierleitfäden. Diese Leitfäden sind eine exzellente Quelle für Entscheidungshilfen bei der Umsetzung fachspezifischer Fragen und gehen in ihrem Umfang und ihrer Detailtiefe weit über die speziellen Kodierrichtlinien hinaus. Sie sind dann auch die zweite Anlaufstelle bei fachspezifischen Kodierproblemen, die ich Ihnen wärmstens empfehlen möchte.

Nachdem Sie jetzt Ihr neues „Werkzeug" schon einmal vorgestellt bekommen haben, hier nun unser Fall:

Der Fall

Ein 37-jähriger Mann stürzt während der Arbeit auf einer Baustelle von einer Leiter. Nachdem er zunächst kurz bewusstlos war, kommt er wieder zu sich. Da allerdings Arme und Beine nicht mehr so recht wollen, wird der Notarzt gerufen.

Bei Eintreffen des Notarztes ist der Mann zunächst ansprechbar, klagt jedoch über ausgeprägte Schmerzen im Bereich des Überganges Hals- auf Brustwirbelsäule. Der Notarzt stellt letztlich einen inkompletten Querschnitt fest und beschließt den Abtransport. Zu dem Zeitpunkt verschlechtert sich der Patient zusehends seitens der Vigilanz und kann jetzt weder Arme noch Beine bewegen. Gleichzeitig besteht auch eine Schürfwunde am Kopf; ein Anhalt für weitere Traumafolgen ergibt sich in der körperlichen Untersuchung nicht.

Der Patient wird nach korrekter Einleitung intubiert, sediert und maschinell beatmet. In hämodynamisch stabilem Zustand wird er um 16:00 Uhr mit der Diagnose „traumatischer Querschnitt" und „Verdacht auf intrazerebrale Blutung" eingeliefert (Tag 1).

Dort angekommen wird in einer CT Schädel/Hals/Brust sowie Wirbelsäule/Rückenmark ohne Kontrastmittel gefahren und dabei eine Fraktur C7 mit Zerstörung des Rückenmarks und eine massive subdurale Blutung mit ausgeprägten Hirnödem festgestellt. Noch im CT wird eine Herniation durch das Foramen magnum klinisch offensichtlich und es wird zunächst in einer Notfall-Trepanation das Hämatom entlastet. Ansonsten wird die Kopfschürfwunde versorgt und es wird versucht, dem Hirnödem medikamentös entgegenzuwirken.

Unmittelbar postoperativ wird die Sedation abgestellt, um angesichts des massiven CT-Befundes eine Weckreaktion zu provozieren. Als auch an Tag 3 keine solche Reaktion eintritt und eine neuerliche CT-Schädel (diesmal mit Kontrastmittel) einen massiven hypoxischen Hirnschaden zeigt, wird eine Hirntod-Diagnostik veranlasst. Nach entsprechender Diagnostik – unter anderem 2 EEG – wird an Tag 4 um 12:00 Uhr der Hirntod festgestellt.

Da eine entsprechende Verfügung vorliegt, wird der ansonsten gesunde Patient nach entsprechender Diagnostik an Eurotransplant gemeldet. An Tag 5 ist die Zuordnung der Organe erfolgt und der Patient wird um 11:00 Uhr in das externe Transplantationszentrum verlegt.

Die Fragen

1. Was ist die Hauptdiagnose?
2. Welche Nebendiagnosen notieren Sie?
3. Welche Prozeduren notieren Sie?

Die Auflösung

1. Hauptdiagnose:

Hier haben wir es wieder mit dem bereits bekannten Konzept der „konkurrierenden Hauptdiagnosen" zu tun. Sowohl das Wirbelsäulentrauma als auch das (inzwischen ja bewiesene) subdurale Hämatom sind als Aufnahmediagnose möglich. Es gibt in den speziellen DKRs sogar ein eigenes Kapitel (die DKR 1911), das zum Thema „Mehrfachverletzung" nicht nur ausdrücklich die Kodierbarkeit der „schwereren" Hauptdiagnose bestätigt, sondern auch explizit klärt, dass hier die Verletzungen einzeln kodiert werden und eben nicht über die im alphabetischen ICD-Katalog für „Polytrauma" vorgeschlagene T07 (Nicht näher bezeichnete multiple Verletzungen).

Somit können wir wählen zwischen der S06.5 (Traumatische subdurale Blutung) und der traumatischen Wirbelsäulenfraktur mit akuter Querschnittssymptomatik. Dafür bietet uns der alphabetische ICD-Katalog gleich zwei (gemeinsame) Schlüssel an – T08.0 (Fraktur der Wirbelsäule, Höhe nicht näher bezeichnet, geschlossen) und T09.3 (Verletzung des Rückenmarkes, Höhe nicht näher bezeichnet). Das wären dann sogar drei konkurrierende Hauptdiagnosen, aber: Das klingt doch (besonders mit unseren präzisen Informationen) irgendwie falsch, oder?

Richtig – ist es auch! Gerade eben hatten wir (Stichpunkt „Kodierung von Polytrauma") erfahren, dass die DKR eine Verschlüsselung über Kodes des Kapitels „T" nicht bevorzugen. Wir lesen nach und stellen fest, dass T08–T14 im systematischen Verzeichnis mit „Verletzungen nicht näher bezeichneter Teile des Rumpfes, der Extremitäten oder anderer Körperregionen" beschrieben sind. Im Gegensatz dazu waren Kodes des Kapitels „S" einzelne Verletzungen. Auch hier helfen uns die speziellen Kodierrichtlinien erneut weiter, denn dort gibt es mit der DKR 1910 (Verletzung des Rückenmarks (mit traumatischer Paraplegie und Tetraplegie)) sogar ein Extrakapitel zu dem Thema.

Unter Berücksichtigung der DKR 1910h finden wir dann auch schnell die korrekte Verschlüsselung: **S14.11** (Komplette Querschnittverletzung des zervikalen Rückenmarkes) – natürlich mit Angabe der funktionellen Höhe als verknüpfte Ausrufezeichen-Nebendiagnose.

2. Nebendiagnosen:

S14.77! (Funktionale Höhe einer Verletzung des zervikalen Rückenmarkes: C7). Das ist die eben genannte, verknüpfte Ausrufezeichen-Diagnose. Diese Angabe entnehmen wir dem CT und natürlich der dokumentierten klinischen Untersuchung unserer Krankenunterlagen.

S12.25 (Fraktur des 7. Halswirbels) – offensichtlich, oder? Damit hätten wir dann auch die Rückenmarksverletzung gemäß DKR 1910h fast vollständig verschlüsselt.

S11.84! (Weichteilschaden I. Grades bei geschlossener Fraktur oder Luxation des Halses) – bei Frakturen wird zusätzlich noch der Weichteilschaden (die Schädigung der Haut) angegeben. Eigentlich steht dazu im Text nicht viel. Damit können wir höhergradige Schädigungen nicht verschlüsseln und nehmen den einfachsten Schaden (= I. Grades) bei der weniger komplizierten Fraktur (= geschlossen).

S00.01 (Oberflächliche Verletzung der behaarten Kopfhaut, Schürfwunde). Das steht genau so im Bericht des Notarztes und außerdem haben wir den therapeutischen Mehraufwand im Fallbeispiel beschrieben.

S06.1 (Hirnödem, traumatisch). Hier müssen wir aufpassen, denn der alleinige Suchbegriff „Hirnödem" führt uns zur G93.6 (Hirnödem), deren Exklusivum aber gerade das traumatische Hirnödem ist.

G93.1 (Anoxische Hirnschädigung, anderenorts nicht klassifiziert). Das wäre dann noch unser hypoxischer Hirnschaden – laut alphabetischem Verzeichnis ist das derselbe Schlüssel wie für eine anoxische Schädigung. Da wir aber gerade die Untiefen des alphabetischen Verzeichnisses kennengelernt haben, sehen wir natürlich besonders gründlich nach – aber weder in den Exklusiva dieses Kodes finden wir etwas noch in den Inklusiva der traumatischen Hirnblutung. Also nehmen wir diesen Kode.

Nicht kodierbar:
Sicherlich vermissen Sie in der Liste den „Hirntod". Das alphabetische ICD-Verzeichnis listet dafür die R99. Deren genaue Bezeichnung ist aber „Sonstige ungenau oder nicht näher bezeichnete Todesursachen". Das wäre aber schlicht falsch, denn gestorben (Hirntod) ist der Patient letztlich an den Folgen seiner intrakraniellen Blutung. Mit der Verschlüsselung von „Tod" ist es ähnlich wie mit der Verschlüsselung von Symptomen – letztlich ist Tod keine Diagnose, sondern allenfalls ein Zustand oder eine Folge. Wenn wir die Ursache benennen können, dann tun wir das auch.

Dies ist das zweite Mal, dass uns das alphabetische Verzeichnis gewissermaßen im Stich lässt. Umso deutlicher erkennen Sie die Notwendigkeit, wirklich alle Schritte aus dem Kapitel „Wie suche ich einen ICD- oder OPS-Kode?" gewissenhaft zu gehen.

3. Prozeduren:
3-200 (Native Computertomographie des Schädels)
3-201 (Native Computertomographie des Halses)
3-202 (Native Computertomographie des Thorax)
3-203 (Native Computertomographie von Wirbelsäule und Rückenmark)

Diese vier Kodes beschreiben den Sachverhalt des Eingangs-CT. Da es leider keinen „Sammelkode" gibt, muss eben einzeln kodiert werden.

3-220 (Computertomographie des Schädels mit Kontrastmittel). Dies wäre dann das Kontroll-CT von Tag 3.

1-202.01 (Diagnostik zur Feststellung des Hirntodes, bei einem potenziellen Organspender, mit Feststellung des Hirntodes). Richtig, dafür gibt es einen eigenen OPS-Kode!

Dieser OPS-Kode hat folgende Hinweise: „Als Datum der Leistungserbringung ist das Datum anzugeben, an welchem mit der Hirntoddiagnostik begonnen wurde. Nicht angegeben werden dürfen diese Kodes, wenn der Patient zu Lebzeiten einer möglichen Organspende widersprochen hat oder medizinische Kontraindikationen für eine Organspende vorliegen."

Das ist aber noch nicht alles. Gewissenhaft, wie wir nun einmal sind, sehen wir uns auch noch die Hinweise etc. für den Hauptkode selbst an. Dort steht dann für die 1-202.- (Diagnostik zur Feststellung des Hirntodes): „Dieser Kode ist nur zu verwenden bei Diagnostik nach der jeweils gültigen Fortschreibung der Richtlinie der Bundesärztekammer zur Feststellung des Hirntodes (siehe im Zusammenhang mit einer Organspende auch § 5 und § 16 Abs. 1 Satz 1 Nr. 1 Transplantationsgesetz). Die durchgeführten Einzelmaßnahmen sind nicht gesondert zu kodieren."

Wir gehen jetzt für dieses Beispiel einmal davon aus, dass die Vorgaben eingehalten wurden. Abgesehen davon hält uns der letzte Satz nun davon ab, die EEGs überhaupt zu suchen.

Fehlt jetzt eigentlich noch irgendetwas? Was ist denn mit der Beatmung?

Natürlich verschlüsseln wir diese! Stellt sich nur die Frage, wie viel Beatmungszeit zählen wir? Dazu konsultieren wir die spezielle Kodierrichtlinie DKR 1001 (maschinelle Beatmung). Die Aufnahme war am Tag 1 um 16:00 Uhr. Das sind dann acht Stunden für Tag 1. Tag 2 und 3 waren durchbeatmet, macht also jeweils 24 Stunden. Tag 4 wären noch einmal 24 Stunden und Tag 5 noch einmal 11 Stunden.

Doch halt! Wir haben an Tag 4 um 12:00 Uhr den Tod des Patienten festgestellt! Mit dem Tod des Patienten endet aber auch seine Versicherungspflicht in der Krankenkasse (unter anderen Umständen eine eher offensichtliche Feststellung!). Und genau deswegen endet unsere Beatmung auch zu diesem Zeitpunkt. Dass wir nach dem Tod des Patienten seine Organe am Leben erhalten, um sie transplantieren zu können, ändert nichts am Tod des Patienten. Die weitere Behandlung nach dem Tod wird übrigens mit der Deutschen Stiftung Organspende verrechnet. Somit verschlüsseln wir also:

Nichts!? Jedenfalls keinen OPS-Schlüssel. Es gibt nämlich keinen OPS-Schlüssel für die Beatmung (einschließlich Dauer) beim Erwachsenen. Sehen Sie selbst im OPS-Katalog nach! Hier sei nur so viel gesagt: Die Beatmungsdauer wird gesondert im Abrechnungsdatensatz an die Kassen übermittelt – und zwar als volle Stunde. In unserem Fall errechnen sich jetzt 68 Stunden.

8-700.1 (Zugang bei maschineller Beatmung und Maßnahmen zum Offenhalten der Atemwege, durch nasopharyngealen Tubus). Einen Zugang müssen wir allerdings schon angeben, nur müssen wir aufpassen, dass wir nicht versehentlich die Intubation verschlüsseln – das war der Notarzt.

Nicht kodierbar:
8-701 (Einfache endotracheale Intubation) – das hatten wir ja gerade.

In der DKR P015 lesen wir außerdem: „Der entsprechende Kode für die Organentnahme bzw. der Kode 8-978 (Aufrechterhaltung der Homöostase für die postmortale Organspende) sind nicht zu kodieren (siehe auch Hinweise hierzu im OPS). Ebenso ist der Kode Z00.5 (Untersuchung eines potenziellen Spenders eines Organs oder Gewebes) nicht anzugeben."

Das erspart uns also auch hier gleich noch eine Menge Arbeit.

Die resultierende DRG (DRG 2015)

DRG: B61B (Bestimmte akute Erkrankungen und Verletzungen des Rückenmarks ohne komplexen Eingriff oder mehr als 13 Belegungstage oder nicht wegverlegt)

PCCL: 2

Diese DRG ergibt sich bei beiden möglichen Hauptdiagnosen. Allerdings ist dies eine DRG, die wir eben nicht mehr im „normalen" DRG-Katalog finden, sondern die in Anlage 3a „Nicht mit dem Fallpauschalen-Katalog vergütete vollstationäre Leistungen" aufgelistet ist. Für solche Leistungen sind krankenhausindividuelle Entgelte nach § 6 Abs. 1 Satz 1 des Krankenhausentgeltgesetzes zu vereinbaren.

Relevante Kapitel

- Konkurrierende Hauptdiagnosen – beides geht, geht beides? (DKR D002)
- Mehrfachkodierung und Doppelklassifizierung (Kreuz, Stern und Ausrufezeichen) (DKR D011; D012)
- Nicht-kodierbare Prozeduren (DKR P014)
- Summenkodes (Prozeduren, unterschieden auf der Basis von Größe, Zeit oder Anzahl) (DKR P012)
- Multiple Prozeduren (mehrfach die gleiche Prozedur) (DKR P005)
- Symptome als Diagnose (DKR D002; D003)

Wichtige Internetadressen

Links zu DRG-verwandten Themen

InEK GmbH: deutsches „DRG-Insititut"; Fallpauschalen-Katalog, Kodierrichtlinien, Definitionshandbücher	www.g-drg.de
Bundesministerium für Gesundheit und Soziale Sicherung; Gesetzestexte	www.bmgs.de
Internetportal der allgemeinen Ortskrankenkassen; sehr ausführliche und gut sortierte Sammlung von Dokumenten zu vielen Gebieten des Gesundheitswesens – von Statistiken über Gesetzestexte bis zu Überleitungstabellen und AOP-Katalogen	www.aok-gesundheitspartner.de
Informationsportal und DRG-Forum MyDRG; Informations- und Linksammlung, aktueller Newsticker aus dem Gesundheitswesen	www.mydrg.de
Medizinischer Dienst der Spitzenverbände der Krankenkassen: Richtlinien zur MDK-Prüfung	www.mds-ev.org
Medizinischer Dienst der Krankenversicherung; Kodierempfehlungen SEG-4 der MDK	www.mdk.de
Sammlung und Kurzbeschreibung internationaler Literaturstellen zum Thema DRG	http://www.thorsten-karin-mueller.de/Lektuere/linksammlung_zu_drgs.htm
Deutsche Gesellschaft für Medizincontrolling e.V.; Kodierempfehlungen des FoKA	www.medizincontroller.de
Internetplattform mit tagesaktuellen Informationen und Links zum Thema DRG u.a.	www.medinfoweb.de
Internetseite des Medizincontrollings des Universitätsklinikums Münster mit vielen Informationen zu DRG und Controlling sowie eigenen Publikationen	drg.uni-muenster.de
Web-Auftritt der Baden-Württembergischen Krankenhausgesellschaft; Datenbank zu häufigen Kodierfragen (größtenteils mit den MDK abgestimmt)	www.bwkg.de
Internetauftritt des Deutschen Instituts für medizinische Dokumentation und Information. Umfassender Downloadbereich für ICD-10 und OPS, geordnet nach Jahr und Art. Daneben umfassende Informationen zu verwandten Themen wie Arzneimittel, eHealth und Datenbankrecherchen.	www.dimdi.de

Links zu medizinischen und anderen Bereichen

Schon fast selbsterklärend. Durch Fachautoren und Peer-Review sehr umfassende und qualitative Enzyklopädie zu quasi allen (nicht nur medizinischen) Themen.	www.wikipedia.de
Online-Portal der Arbeitsgemeinschaft der Wissenschaftlichen Medizinischen Fachgesellschaften e.V. mit Links zu Publikationen und vor allem den verfügbaren Leitlinien zu den verschiedensten Themen. Daneben auch Link zur gemeinsamen DRG-Fachgruppe der AWMF und der Bundesärztekammer.	www.uni-duesseldorf.de/AWMF/
Internetauftritt des Berufsverbands der Kinder- und Jugendärzte mit einer Link-Sammlung deutschsprachiger Lexika/Gesundheitsportale.	http://www.kinderaerzte-solingen.de/ linksammlung/links/medizin-online.html
Die Bundesärztekammer (Arbeitsgemeinschaft der deutschen Ärztekammern) ist die Spitzenorganisation der ärztlichen Selbstverwaltung. Auf der Internetseite sind Links zu Gesundheitspolitik, Medizin & Ethik, Ärztestatistik und Richtlinien/Leitlinien/Empfehlungen zu finden.	www.bundesaerztekammer.de
Internetauftritt des Bibliothesservice-Zentrum Baden-Württemberg mit einer sehr umfangreichen Zusammenstellung nationaler und internationaler Links zu fast allen medizinischen Themenbereichen	https://wiki.bsz-bw.de/ doku.php?id=linksammlungen:fabio:medizin1
Fachinformation aus der multimedialen elektronischen Bibliothek – eine äußerst umfangreiche und sehr gut sortierte Link-Sammlung	http://www.hs-augsburg.de/ mebib/www/medizin.html

Stichwortverzeichnis